어느 채식의사의 고백

녹말음식은 어떻게 살을 빼고 병을 고치나

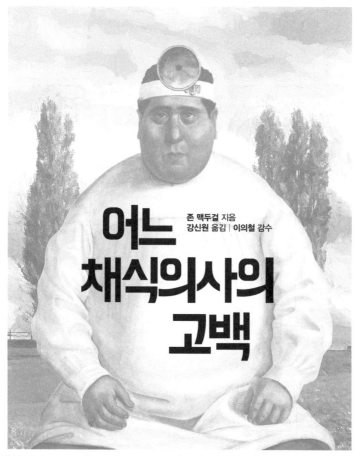

존 맥두걸 지음
강신원 옮김 | 이의철 감수

어느
채식의사의
고백

The Starch Solution

사이몬북스

어느 채식의사의 고백

초판 1쇄 발행   2014년 5월 1일
개정판 1쇄 발행   2017년 9월 1일
재개정판 4쇄 발행   2024년 2월 1일

지은이   존 맥두걸
디자인   책만드는사람(010-5526-0928)
교정   김우현(010-4356-5100)
인쇄   더블비
유통   협진출판물류
펴낸곳   사이몬북스
펴낸이   강신원
출판등록 2006년 5월 9일 제2006-000276호
주소   서울시 영등포구 영등포로 150, 생각공장 당산 B동 1212호
전화   02-337-6389
팩스   02-325-7282
이메일   simonbooks@naver.com
등록번호 ISBN 979-11-87330-25-7 (13510)

* 잘못된 책은 바꾸어 드립니다.
* 값은 뒤표지에 있습니다.

임동규 농부의사 〈내몸이 최고의 의사다〉 저자

나도 엉터리 의사였다. 음식을 바꾸자 17kg이 빠지고 질병이 사라졌다. 이 책이
그 길로 안내할 것이다.

이의철 전문의 〈조금씩 천천히 자연식물식〉 저자

'사람을 죽이는 수술과 약물처방을 하지 않기로 맹세했다'라는 고백은 나의 가
슴을 더욱 벅차게 만들었다.

콜드웰 에셀스틴 〈지방이 범인〉 저자

이 책으로 맥두걸 박사는 이 시대의 스타의사로 거듭날 것을 의심하지 않는다.
그는 이 책을 통해 우리가 잘못 믿어온 음식에 대한 신화를 과감히 깨부수었다.
공장음식에서 완전식품으로의 전환만이 인간을 살리고 지구를 살린다고 그는
주장한다. '의료산업'과 '거짓음식산업'에 대한 과감한 도전에 박수를 보낸다.

콜린 캠벨 〈무엇을 먹을 것인가〉 저자

맥두걸 박사는 영양의학 분야에서 세계 최고임을 의심하지 않는다. 그는 엄청난
지식을 소유하고 있으며 수많은 업적을 쌓았다. 그리고 의료산업계의 '거짓된
정보'와 맞서 싸우고 있는 용감한 전사이기도 하다. 수만 명의 사람들이 그로 인
해 날씬해졌고 병을 고쳤다. 더 이상 무슨 말이 필요한가.

존 로빈스 〈음식혁명〉 저자

나의 존경하는 맥두걸 박사는 무엇이 병을 고치는지 모두 알고 있다. 나는 개인적으로 맥두걸 박사의 프로그램을 통해 살을 빼고 건강을 회복한 많은 사람들을 만났다. 이 책은 그것에 관련된 모든 것을 담고 있다. 당신은 이 책을 다 읽으면 집으로 달려가 냉장고에 있는 '거짓음식'을 쓰레기통에 다 버릴 것이다.

닐 버나드 〈건강 불균형 바로잡기〉 저자

이 책은 건강을 회복하는 법에 대해 아주 쉽고 간단하게 기술하고 있다. 그의 광대한 지식에 경탄을 하지 않을 수 없다. 당신은 이 책을 통해서 체중을 줄이게 될 것이다. 콜레스테롤과 혈압도 정상으로 돌아올 것이다. 새로운 에너지를 얻고 새 생명을 찾기 바란다.

존 맥케이 Whole Foods Market Inc. 디렉터

나는 이 책이 그동안 맥두걸 박사가 펴낸 책 중에 최고의 역작이라고 확신한다. 현재 미국인들의 80%가 만성질환으로 고생하고 있다. 비만, 심장병, 중풍, 당뇨, 암 등이 그것이다. 이 병들은 채소와 과일, 그리고 녹말음식으로 식단을 바꾸면 간단하게 치료될 수 있는 병이다. 이 책이 당신의 삶을 변화시켜줄 것이다. 지금 읽고 새 생명을 얻기 바란다.

조지 런드버그 MD. MedPage Today 선임편집자

우리는 모든 음식을 골고루 먹으라고 배워왔다. 수십 년 동안 이것이 진리 행세를 하며 인류의 사고를 왜곡시켰다. 맥두걸 박사는 이것이 잘못되었다고 주장한다. 수많은 과학적 근거를 제시해서 우리를 납득시킨다. 그는 우리에게 말한다. '거짓음식'을 골고루 먹지 말고 '참음식(채식)'을 골고루 먹으라고 말이다.

엘리자베스 쿠시니치 책임있는 의료를 위한 의사회(PCRM) 디렉터

이제 우리는 탄수화물이 나쁜 음식이라는 강박증에서 벗어나게 되었다. 새 인생을 찾게 해준 맥두걸 박사에게 감사를 전한다.

윌리엄 로버트 달라스 베일러 의대 선임편집자

그의 주장은 너무나 쉽고도 심플하다. 육류와 유제품을 끊어라. 공장에서 만든 영양제와 비타민제도 버려라. 채소와 과일과 녹말 중심의 식사가 당신의 체중을 줄이고 병을 고칠 것이다. 이 얼마나 단순한가. 맥두걸 박사는 이번 책에서 모두 보여주고 있다. 적극 추천한다.

더글라스 라일 〈The Pleasure Trap〉 저자

줄을 쳐가면서 읽기를 바란다. 이 책은 건강을 되찾고 새 삶을 찾는 길을 보여줄 것이다. 아무도 이처럼 명확하게 알려준 사람은 없었다. 단언컨대 이 책은 건강 분야의 '고전'으로 역사에 남을 것이다.

데니스 쿠시니치 미연방하원 인권위원회 의장

이 책은 비만문제뿐만 아니라 심장병, 제2형 당뇨, 고혈압 등에서 어떻게 해방되는지 명확하게 기술하고 있다. 건강뿐만 아니라 지구환경문제까지 해결해주는 비밀을 담고 있다. 적극 추천한다.

로버트 로자티 〈The Rice Diet Solution〉 저자

맥두걸 박사가 또다시 해냈다. 이 책은 녹말 중심의 식사가 어떻게 우리의 건강을 회복시키는지, 수많은 과학적 증거를 제시하고 있다. 그 많은 내용을 쉽고 간결하게 표현한 건강 분야의 역작이다.

맥두걸 박사처럼,
나 역시 엉터리 의사였음을 고백합니다

— 임동규(농부의사, 〈내몸이 최고의 의사다〉 저자)

존 맥두걸 박사는 비만에서 탈출하는 법과 각종 만성질환에서 벗어나는 법을 가르쳐주는 보기 드문 의사입니다. 〈어느 채식의사의 고백〉을 읽으면서, 내가 하고 싶은 이야기, 내가 환자들에게 들려주고 싶은 이야기를 맥두걸 박사가 대신해서 말하고 있다는 강렬한 느낌을 받았습니다. 나와 같은 생각을 하는 의사를 만나는 것도 쉽지 않은데, 지구 반대편에서 나와 똑같은 이야기를 하고 있다니 놀랍기만 합니다. 그러나 사실 돈과 명예보다 진리를 먼저 추구하는 의사라면 놀라운 일도 아니지요. 진리는 하나이니까요.

맥두걸 박사처럼, 나 역시 엉터리 의사였음을 고백합니다. 약 20여 년 전까지만 해도 가정의학과 전문의였지만 자신의 몸도 관리하지 못하는 무능한 의사였습니다. 몸은 대다수 중년의 모습처럼 종합병동이었습니다.

　만성피로로 아침마다 눈을 뜨기조차 힘들었고 혈압, 혈당, 간 수치, 고지혈증 수치 등 거의 모든 건강 지표는 좋지 않았습니다. 치질과 잦은 변비와 설사 때문에 항상 지쳐있었고, 대장 용종을 떼어냈고 주기적으로 추적검사를 받으라는 충고를 받았습니다. 손발은 늘 뜨거웠고 땀을 많이 흘렸으며 등과 엉덩이 전체에 여드름이 뒤덮여있었습니다. 키는 그리 크지 않은데 체중 75kg에 허리둘레가 34인치를 넘어 35인치로 향해가는 배불뚝이었습니다. 비대해진 만큼 움직이길 싫어했고 여름철에는 가만히 있어도 땀이 흐를 정도였습니다. 끈적거리는 것이 싫어 내 아이를 안는 것조차 꺼렸습니다. 당시 저는 맛집을 찾아다니고 매일 한 끼 이상 고기(보양식 등)를 먹곤 했습니다. 고기를 먹어야 힘이 난다는 말을 믿었던 어리석은 의사였습니다.

　그러던 제가 어느 날 우연히 아내가 사놓은 책 한 권을 읽고 운명을 바꾸게 되었습니다. 존 로빈스의 〈음식혁명〉이었습니다. 책 내용은 너무나 충격적이었습니다. 그 두꺼운 책을 밤을 꼬박 새워 다 읽은 새벽녘, 책을 덮자마자 냉장고에 있던 고기, 계란, 우유, 생선 그리고 라면 등 인스턴트식품까지 싹 정리했습니다. 모든 질병과 환경오염의 주요 원인 중 하나가 육식이며 '고기는 화장실 변기보다 더러운 죽은 시체'라는 말이 저를 마구 흔들었습니다. 그렇게 2002년 어느 날, 남들처럼 걷던 길을 멈추고 현미채식의 삶으로 180도 방향을 확 틀었습니다. 그러자 단 한 달 만에 체중이 10kg 줄었고 세 달 만에 17kg이 빠져 고교시절의 날렵한 몸매를 되찾았습니다. 음식을 바꾼

후 체질은 의외로 빨리 변했습니다. 땀도 잘 안 났고 좀처럼 피로하지도 않았고, 여드름도 완전히 사라졌습니다. 아무런 치료도 없이, 단지 현미채식으로 음식을 바꾸고 운동을 약간 하는 길을 선택한 것뿐인데요. 저절로 이루어진 갑작스런 체중 감소로 혹시 암은 아닐까 염려되어 검사를 해봤지만 오히려 정상임을 확인하는 기회가 되었습니다. 잠시 불안해했던 제 모습이 우습기까지 했습니다. 이렇게 방향을 튼 지 20여 년, 예전에는 연례행사였던 감기몸살을 그동안 한 번도 앓아본 적이 없으며, 어려서부터 주기적으로 앓아온 축농증과 중이염도 씻은 듯이 사라졌습니다.

모두가 걸어가는 그 길, 널리 알려진 지식이 항상 옳은 길은 아닙니다. 태양이 지구를 중심으로 돈다고 주장한 것처럼 말입니다. 골고루 먹어야 한다, 단백질 섭취가 중요하다, 우유가 좋다, 영양제를 꼭 먹어야 한다, 고혈압이나 당뇨병 환자는 평생 약을 먹어야 한다, 싱겁게 먹어야 한다… 이와 같은 통념은 거짓이거나 지나친 과장입니다. 현대 한국인의 육식(단백질과 지방 덩어리) 섭취량은 20~30년 전에 비해 약 6~7배 증가했습니다. 학교급식 등을 통해 우유를 섭취하지 않는 아이는 거의 없습니다. 이렇게 하라는 대로 잘 먹었으니 면역력도 향상되고 몸도 튼튼해야 당연한 것 아닌가요? 그러나 아토피, 감기, 암, 고혈압, 당뇨병, 대상포진, 골다공증 등 어느 하나 줄어들지 않고 거꾸로 급격히 늘어나고 있습니다. 환자들 모두 약을 처방받고 있지만 고혈압과 당뇨병의 만성 합병증인 뇌졸중, 심장병, 망막변성 등은 줄지 않고 꾸준히 늘고 있습니다.

이제 약과 병원이 모든 것을 해결해주리라는 환상을 버려야 합니다. 지금 우리의 몸은 이제까지 먹고 살아온 삶의 결과입니다. 완전한 치유를 원한다면 이제 다른 선택을 해야 합니다. 현미채식을 하고 햇빛을 쬐며 적당히 움직이고 숲과 자연을 가까이하는 치유의 생활습관이 필요합니다. 약 이상으로 자기 삶을 성찰하고, 유명한 병원이나 명의를 찾는 것 이상으로 자신에게 집중해야 합니다. 그러면 그런 선택의 결과를 얻을 것입니다. 저를 포함하여 현미채식으로 바꾼 수많은 사람들이 그것을 증명합니다. 또한 이 책이 그 길을 안내해줄 것입니다.

이 책은 채식을 하지 않는 일반인뿐만 아니라 채식인에게도 큰 도움을 줄 것입니다. 저를 비롯한 대부분의 채식인들은 식단에 대한 고민이 많습니다. 골고루 먹어야 하니 콩과 견과류를 챙겨 먹어야겠지? 배는 좀 부르긴 한데 한 숟가락을 더 먹을까 말까? 이런저런 고민이 많습니다. 기존 영양학에 세뇌된 지식이 남아있어 영양이 부족할까 봐 걱정을 하고, 더 먹으면 살찔 것 같은 사소한 걱정도 하게 됩니다. 그런데 이 책은 이런 걱정까지 날려버립니다. 살을 찌게 하는 주범은 육식이며, 육식주의의 잔재입니다. 단백질 보충을 위해 콩음식을 먹어야 하며, 오메가-3를 위해 견과류를 꼭 챙겨 먹어야 한다는 논리는 허구이며, 육식주의의 연장선이라는 사실을 풍부한 사례를 들어 논리적으로 설명해줍니다.

소식은 무조건 옳습니다. 그러나 동시에 배고픈 다이어트는 무조건 실패합니다. 면역력을 올려야 하는 환자가 아니라면 육식을 끊고 채소와 현미밥을 배불리 드십시오. 콩이나 견과류를 따로 안 챙겨 먹었지만 살이 쭉쭉 빠지고 체력이 살아 오르던 채식 초기의 저 자신이 그것을 증명합니다.

이 책을 읽으면서 참으로 시원함을 느꼈습니다. 육식이 정당하고 필요하다는 주장은 육식주의를 퍼트리는 관련 산업들(낙농축산 및 가공업자, 제약회사, 농약회사, GMO회사 등)의 탐욕을 정당화시켜줍니다. 이 책은 그 주장들이 거짓되고 과장되고 때로는 조작임을 통쾌하게 드러내줍니다. 이 책의 풍부한 사례를 통해 기존의 건강상식이 얼마나 어처구니없었던가를 깨닫게 될 것입니다. 생각과 행동의 변화를 이끌어줄 것입니다. 여러분에게 날씬함과 건강으로 안내하는 지침서가 되리라 확신합니다.

좋은 책을 쓴 맥두걸 박사님과 번역출판을 해준 사이몬북스에게, 그리고 세계적인 석학들이 추천한 책의 첫머리를 장식하게 된 것에 감사드리며….

'사람을 죽이는 수술과 약물처방을
하지 않기로 맹세했다'는
맥두걸 박사의 고백은 내 가슴을
더욱 벅차게 만들었다

― 이의철

(직업환경의학 전문의, 〈조금씩 천천히 자연식물식〉 저자, 베지닥터 사무국장)

2014년 존 맥두걸의 〈The Starch Solution〉이 〈어느 채식의사의 고백〉이라는 이름으로 번역되어 나왔을 때 가슴이 두근거렸다. 특히 "나는 결코 의학산업의 어떠한 경제적인 지원도 받지 않기로 맹세했기 때문이다. 나는 오직 내 환자들을 돌보고 그들을 고통과 질병으로부터 보호하며, 사람을 죽이는 수술과 약물처방을 하지 않기로 맹세했기 때문이다."라는 고백은 나의 가슴을 더욱 벅차게 만들었다.

이 문구를 페이스북에 공유했을 때 주변 사람들은 필자의 맹세인 줄 알고 '선생님 멋져요'라는 댓글을 달았다. 맥두걸의 맹세가 필자의 맹세처럼 들렸던 모양이다. 한국에서 약물과 시술에 의존하며 증상조절에만 열중하는 현대의료를 비판하고, 채식의 치료적 가치를 알려온 나의 활동이 헛되지는 않았다는 생각이 들었다. 그 후로 3년의 시간이 흘렀고, 지금도 맥두걸 하면 이 맹세가 가장 먼저 떠오른다.

하지만, 한국의 '출판 환경'과 '건강 환경'은 날로 악화되고 있다. 건강 분야 출판시장에선 진지한 내용의 책을 찾아보기 힘들고, 단편적 현상만을 부각시키면서 사람들을 불건강의 길로 안내하는 책들이 유행하고 있다. 대표적인 것이 '탄수화물은 독이다', '밥을 끊어라', '탄수화물이 뇌를 망가뜨린다'라고 주장하는 각종 버전의 '저탄수화물-고단백-고지방 다이어트' 책들이다. 이런 책들의 주장의 터무니없음은, 1970년대까지 한국인들이 전체 칼로리의 80~90%를 탄수화물에서 섭취했음에도 날씬하고 만성질환이 없었다는 사실만으로도 증명이 된다. 그럼에도 이런 현상은 각종 매체에서 유행하는 '먹방'에 의해 더욱 증폭된다. 먹방은 기름지고, 달고, 짜고, 매운 음식들을 찬양한다. 그리고 출연자들은 이런 맛이 진정한 '맛'인 듯 온갖 황홀한 표정을 짓는다. 누구나 이런 음식을 먹을 때 출연자와 같은 반응을 보여야 한다는 듯이 말이다. 그 결과 이렇게 기름진 음식을 먹더라도 살을 뺄 수 있다고 주장하는 책들이 출판시장에서 활개를 치고 있다. 이런 분위기에서 〈어느 채식의사의 고백〉이 꾸준한 인기를 얻고, 재개정판까지 출간된다는 사실이 아주 반갑다.

국내 저자가 쓴 건강 관련 서적 중 충분한 참고문헌을 제시하는 깊이 있는 책들은 매우 드물다. 그리고 번역서에서도 참고문헌이 실려있는 경우는 흔치 않다. 게다가 건강 관련 번역서 중 관련 전문가가 직접 번역한 책들은 더더욱 드물다. 그래서 번역서를 읽다가 '정말 저자가 이런 주장을 했을까? 과연 이 주장의 근거가 되는 연구결과의 실제 내용은 무엇인가?' 하는 의문이 드는 경우가 무척 많았다. 다행히도 이번 〈어느 채식의사의 고백〉 재개정판에선 이런 아쉬움이 상당히 해결됐다.

우선 논쟁이 있을 수 있는 주장에 각 장마다 참고문헌을 달았고, 전문가가 아니면 이해하기 힘든 부분에 대해선 필자가 감수 과정에서 수정 및 보완을 했다. 번역 작업을 해본 경험이 있는 필자로서는 원서의 내용을 정확하면서도 한국인들이 이해하기 좋고, 재미있게 번역하는 것이 얼마나 힘든 일인지 잘 안다. 하지만, 〈어느 채식의사의 고백〉 재개정판은 이 모든 것들을 상당 수준 갖췄다고 감히 말할 수 있을 것 같다.

재개정판 감수 과정에서 다시 한 번 느낀 것은 저자 존 맥두걸의 넓고 깊은 지식, 그리고 최신 연구결과들을 섭렵할 정도의 성실함이었다. '공장의사'인 필자는, 사탕수수농장의 '농장의사'로서 아시아 이주 노동자들의 세대에 따른 건강 차이를 관찰한 후 채식의 가치에 눈을 뜬 맥두걸에게서, 채식의사 이상의 동질감이 느껴졌다. 어떤 대상을 관찰하면서 깨달음을 얻으려면 그 대상에 대한 깊은 애정이 있어야 하는데, 저자에게선 그 애정이 아주 뜨겁게 느껴졌기 때문이다. 한국인에게 맥두걸 박사의 주장이 낯설게 느껴지지 않을 것이다. 40여 년 전 식습관을 떠올리면 되기 때문이다. 하지만 1970년대 이후 출생 세대들은 상황이 좀 다르다. 그들은 '고기반찬이 없는 식단'을 상상하지 못하고, 두려워하기까지 한다. 〈어느 채식의사의 고백〉은 이런 두려움을 날려버리고 건강한 식단의 원칙을 알려줄 훌륭한 안내서가 될 것이다.

이것은 '무슨 무슨 다이어트'가 아니라 '지속가능한 음식의 법칙'에 대한 이야기다

나는 50여 년간 비만으로 고생해온 수많은 환자들을 치료했다. 음식을 통해서 말이다. 당뇨병, 고혈압, 심장병은 자연스럽게 사라졌다. 날씬해졌음은 물론 건강도 회복시켜주었다. 수만 명이 나의 맥두걸 프로그램McDougall Programs에 참여했고 거의 대부분 새로운 생명을 찾았다. 150만 명 이상이 〈맥두걸 박사의 자연식물식〉The McDougall Program for Maximum Weight Loss 등을 비롯한 나의 책을 읽었다. 시간이 가면 갈수록 나의 주장이 사실임을 명료하게 확인할 수 있었다.

이 책은 내가 그동안 배워온 것을 모두 담아서 독자 여러분과 나누고 싶어 출간했다. 나는 이 책이 당신을 더 젊고 날씬하게 만드는 지침서가 될 것을 확신한다. 이 책은 좋아하는 음식을 마음껏 즐기면서 인생을 풍요롭게 사는 방법을 가르쳐줄 것이다.

당신은 아마도 많은 다이어트를 시도했을 것이고, 그만큼 실패했을 것이다. 대부분의 다이어트가 살을 빼준다고 주장했기 때문에 빠져들었지만, 당신은 힘들었고 몸에 이상이 생겼을 것이다. 그래서 당신은 계속하지 못했을 것이다. 비록 어느 정도 살을 빼긴 했지만 금방 흥미를 잃었고, 요요현상 때문에 다시 살이 쪘을 것이다. 오히려 더 쪘을 수도 있다.

　이 책은 음식을 먹으면서 만족감과 포만감을 주는 다이어트 방식이기 때문에 기존의 다이어트와는 완전히 다르다. 배고플 필요도 없고 박탈감을 느낄 필요도 없다. 녹말음식은 몸을 건강하게 해줄 뿐 아니라 심리적으로나 육체적으로도 만족감을 준다. 이것은 '무슨 무슨 다이어트'가 아니라 '지속가능한 음식의 법칙'에 대한 이야기이며 인간 몸의 기본원리에 관한 이야기다. 따라서 한 달 두 달 해보고 마는 다이어트가 아니다. 100% 그래야만 하는 다이어트가 아니라, 평생의 음식습관에 관한 이야기다.

　그러나 한 달만 실천해보시라. 거울 앞에 날씬하고 건강해진 낯선 당신을 보고 놀랄 것이다. '뚱보'라는 허물을 벗게 될 것이다. 그리 큰 노력을 기울이지도 않았는데 외모가 젊어지고 정신도 맑아질 것이다. 당연히 오래 살게 될 것이다. 대부분의 사람들은 혈압과 콜레스테롤 수치가 떨어질 것이다. 소화기능도 월등히 좋아질 것이다. 당연히 그동안 병원에서 처방해준 약봉지를 쓰레기통에 버리게 될 것이며, 식탁 위에 펼쳐진 영양제도 치울 것이다. 일단 시도만 하면 금방 결과를 얻게 될 것을 장담한다. 나의 프로그램을 통해 날씬해지고 건강해진 수만 명의 환자들이 그것을 증명한다. '돈을 버는 의사'가 아닌, '병을 낫게 하는 의사'로서의 50여 년 내 인생을 걸고 장담할 수 있다.

이 책을 읽고 있는 당신은 약간의 의심이 들 수도 있다. 그러나 두려워할 필요가 없다. 나는 50여 년 동안 그런 질문을 받아왔다. 그런 질문에 대답하기 위해 내가 여기 있는 것이다. 당신은 절대로 단백질 부족을 걱정할 필요가 없다. 칼슘과 비타민, 그리고 다른 영양소가 부족할까 염려할 필요가 없다. 이런 영양소들은 음식 안에 자연적으로 들어있다. 당신은 광고에 현혹되지 말아야 한다. 다이어트 책에도 속지 말아야 한다. TV에 나와서 소비자의 두려움을 미끼로 비즈니스를 하는 의사나 요리사의 말에 넘어가서는 안 된다. 한 번도 이런 이야기를 들어보지 못한 독자도 있을 것이다. '검색을 하지 말고 사색을 하라'는 말이 있다. 이 책은 단순한 지식에 관한 이야기가 아니다. 음식의 원리, 몸의 원리에 대한 이야기다. 책을 읽으면서 당신이 깊은 사색을 하게 된다면, 나의 의무는 다하는 셈이다.

오해를 할까봐서 한 가지만 먼저 밝혀둔다. 나는 이 책을 통해 육식이 몸에 끼치는 해악과 채식이 몸을 깨우는 이점에 대해서도 얘기할 것이다. 채식은 주로 녹말음식에 대해서 얘기할 예정이다. 이 책에서 말하는 녹말이란 공장에서 만든 정제탄수화물을 말하는 것이 아니다. 그러니까 빵, 라면, 국수, 파스타, 케이크, 과자 등을 말하는 것이 아니라는 말이다. 자연에서 얻은 감자, 현미, 고구마, 보리 등을 말하는 것이다. 정제탄수화물은 그 자체에도 문제가 있지만, 공장에서 제조하는 과정에서 수많은 화학재료가 첨가되기 때문이다. 책을 읽으면서 오해가 없기를 바란다.

당신은 이 책을 읽으면서 채식(자연식물식)이 우리의 몸을 정화시킬 뿐 아니라 지구환경을 정화시킨다는 사실도 깨닫게 될 것이다. 모든 것은 연결되어있으며, 모든 것은 순환하기 때문이다. 더 건강했던 우리 조상들의 음식습관으로 돌아간다면, 지구도 맑고 깨끗했던 과거로 돌아갈 수 있을 것이다. 당신을 날씬하게 하고 지구를 정화시키고, 많은 돈을 절약하게 하며, 인생을 변화시켜줄 이야기를, 이 책을 펼쳐든 당신에게 바친다.

contents

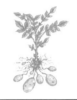

The Starch Solution

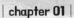

chapter 01

엉터리 의사였음을
나는 고백한다

"당신은 의사인데도 어째서 다른 의사들과 의견이 다르죠?" 나는 종종 이런 질문을 받곤 한다. 대답은 다음과 같이 간단하다. 나는 결코 의학산업의 어떠한 경제적인 지원도 받지 않기로 맹세했기 때문이다. 나는 오직 내 환자들을 돌보고 그들을 고통과 질병으로부터 보호하며, 사람을 죽이는 수술과 약물처방을 하지 않기로 맹세했기 때문이다.

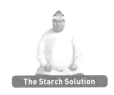

The Starch Solution

나는 말썽꾸러기 소년이었다

어려서부터 나는 부모로부터 정직해야 한다는 소리를 들으며 자랐다. 나는 장난기는 많았지만 악동은 아니었다. 아주 호기심이 많았다고 기억한다. 7살 때는 길 건너 빈집 유리창을 깨고 들어갔다는 이유로 경찰서에 간 적도 있다. 다음 해에는 잘못해서 집에서 기르는 햄스터를 죽인 적도 있고, 9살 때는 아버지의 담배와 성냥불을 가지고 놀다가 거실 소파에 불을 낸 적도 있다.

나는 아주 미안했지만 부모님은 무척 현명했다. 부모님은, 의도적이지 않은 잘못으로 인한 일 때문에 아이에게 벌을 잘못 주면, 반항적인 사춘기 소년이 된다는 사실을 잘 알고 계셨다. 내가 나의 실수를 솔직히 고백하기만 하면 내 에너지를 더 생산적인 일에 쓰도록 기회를 주셨다. 그래서 나를 꾸짖는 대신에 잘못을 솔직히 고백하는 것이 더욱 진실한 일이라는 것을 깨닫게 해주셨다. 진실을 발견하고 말하는 것은 언제나 내 신조로 이어져왔다.

나는 아주 열정이 많은 사람 중에 속한다. 내 인생의 하루하루를, 그것이 좋든 싫든 아주 열심을 다해서 살아왔다. 사람들은 내가 좀 비사교적이며 너무 직접적이라고 말한다. 나는 그렇게 살아왔다. 병이 악화되는 사람들을 일깨우고 진정한 건강이 무엇인지 가르치는 가장 좋은 방법은 '소리 높여 외치는 것'이다.

당신은 이 책 〈어느 채식의사의 고백〉에서 음식과 건강에 대한 진실을 알게 될 것이고, 왜곡되고 그릇된 정보들의 진실도 발견하게 될 것이다. 나는 당신이 확고한 신념을 갖게 할 것이고, 당신을 비롯한 지구상의 모든 사람들이 무엇을 먹고 살아야 하는지, 나의 모든 것을 펼쳐 보여줄 것이다. 50여 년 동안 내가 배운 모든 경험과 의학적인 지식을 당신에게 보여드릴 것이다. 책을 읽은 다음 실제 행동에 옮기느냐 마느냐는 당신의 몫이다.

나는 가짜의사였다

나는 의사가 되기 전까지 오랫동안 의학교육을 받아왔다. 1965년, 18살 때, 2주 동안이나 왼쪽 몸에 마비증상이 왔다. 뇌졸중, 그러니까 중풍이었다. 어린 나이에 중풍이라니···. 회복은 느리고 불완전했다. 나는 장애인이 되었다. 그 후로 50여 년이 지났다. 나는 절뚝거렸지만 남들처럼 어느 정도 걷게 되었다. 지금은 매일 윈드서핑도 즐긴다. 어쩌면 절뚝거리며 걷는 바로 이것이, 질병과 건강에 대한 평생의 연구를 가능하게 했는지도 모르는 일이다.

부모님은 1930년대 경제대공황을 겪으셨다. 내 어머님 가족은 콩이나 옥수수, 양배추, 당근, 양파, 감자를 드셨고, 운수 좋은 날엔 5센트짜리 거친 빵을 구할 수 있었을 뿐이었다. 일주일에 한 번 햄버거를 먹을 때만 고기 한 조각을 맛볼 수 있었다. 내 어머니의 이런 고통스러운 기억이, 자식들에게는 그런 고통을 겪지 않게 해주겠다고 결심하는 계기가 되었다. 아이들에게만은 돈으로 살 수 있는 최고의 음식을 먹이겠다고 결심한 것이다. 그러나 아이러니하게도, 그녀의 이런 자비스런 마음은 잘못된 것으로 판명되었다. 우울했던 대공황기의 음식이 더 건강한 음식이었던 것이다.

나는 어렸을 때 계란과 베이컨으로 만든 아침을 먹었다. 마요네즈를 듬뿍 넣고 소고기로 채워진 샌드위치로 점심을 먹었다. 또한 큰 접시 한가운데에 스테이크와 닭고기가 가득 담긴 저녁을 먹으면서 자랐다. 매 끼니마다 유리잔 가득 우유를 함께 마셨음은 물론이다. 그럼 녹말음식은 어디에 있었을까? 기껏해야 버터와 함께 놓인 작은 접시에 감자 두 알 정도가 부끄럽게 앉아있었을 뿐이다. 그러나 아무도 쳐다보지 않았다. 빵이나 케이크를 제외하고는 어디에도 녹말음식은 없었다.

그때는 몰랐다. 돈으로 살 수 있는 가장 비싼 음식이 나를 중풍에 걸리게 했고, 결국 죽음에 이르게 한다는 사실을 나중에야 깨닫게 된 것이다. 나는 아주 오랫동안 거의 매일 소화불량과 심한 변비에 시달렸다. 감기도 자주 걸렸는데, 7살 때는 편도선 절제수술까지 받았다.

체육시간에는 항상 열외였고 10대 때에는 여드름투성이였다. 18살 때 중풍을 겪고서야 비로소 문제가 아주 심각하다는 사실을 깨닫게 되었다. 중풍은 노인들에게 나타나는 증상이었다. 이 병의 원인은 의사의 입에서 나오는 복잡하고 현학적인 질병이 아니라, 매일 먹는 풍성한 식탁 때문에 혈관이 막혀서 혈액순환이 안 되어 생기는 문제라는 사실을 그때는 몰랐던 것이다. 20대 초까지 나는 또래 평균보다 20~30kg 더 비만이었다.

나는 어머니를 탓하고 싶은 생각은 없다. 어머니는 그 당시 가장 영양이 풍부하다는 충고를 받아들여 우리를 먹였을 뿐이다. 단백질과 칼슘이 몸에 필수 영양소라는 낙농업계의 광고와 홍보를 그대로 믿었을 뿐이다. 국가에서 그 영양을 보장한다는데 그것이 거짓이라고 반박하는 일반인이 어디에 있겠느냐 말이다. 동물성음식이 건강에 해롭다는 뉴스가 조금이라도 나오면, 그들은 돈을 좋아하는 과학자를 동원하여 그런 주장을 무력화시키곤 했다. 우리 같은 일반인이 그런 속사정을 아는 것은 불가능했다.

나는 디트로이트^{Detroit} 근교의 중하층 집안에서 성장했다. 우리 부모님은 의사들을 예수 다음의 능력자로 경배하곤 했다. 물론 나도 중풍이라는 운명적인 사건에 마주치기 전까지는 아주 보통의 인간으로 살았다. 당연히 예수 다음의 능력자가 되리라는 생각은 꿈도 꾸지 못했다. 2주 동안 병원에 입원해있으면서 서서히 의사의 꿈을 꾸기 시작했다. 나는 점차 내 병을 관찰하고 치료하는 그 분야의 최고 권위자에게 매력을 갖게 되었고, 의학적인 궁금증도 갖게 되었다. 환자로서, 그리고 학교에 돌아가고 싶어 하는 청년으로서, 나를 치료하는 의사들에게 끝없이 질문을 퍼부었다. "중풍의 원인은 무엇이죠?", "어떻게 저를 낫게 해주실 건가요?", "저는 언제쯤 집으로 돌아갈 수 있는 건가요?"

제대로 대답하는 의사는 아무도 없었다. 대부분 손을 내저으며 귀찮다는 표정을 하고 자기 방으로 들어갔다. 바로 그때 나는 '내가 알아봐야겠다'고 결심했다. 어떤 훌륭한 의사도 이 3가지 질문에 대답을 할 수 없다는 사실을 알아차렸을 즈음 나는 퇴원했다. 미시간 주립대학교MSU로 돌아갔을 때 나는 처음으로 아주 강한 결심을 하게 되었다. 1968년에 의대에 들어갔으며 강한 열정으로 의학공부를 하기 시작했다. 의대를 졸업할 무렵 인공관절수술에서 도움을 준 간호사를 만나 사랑이 싹트기 시작했다. 그녀의 이름은 매리Mary였는데 나는 그녀와 결혼해서 하와이로 떠났다.

나는 하와이 호놀룰루에 있는 퀸즈 메디컬센터Queens Medical Center에서 1년 동안 인턴 훈련을 받았다. 그 후 3년 동안은 하와이 빅아일랜드Big Island에 있는 하마쿠아Hamakua 사탕수수농장에서 유일한 일반의(전문의사가 아닌)로 근무했다. 그 농장에는 5천 명의 근로자들과 그에 딸린 가족들이 있었는데, 출산을 돕거나 사망진단서를 끊어주는 등 다양한 일을 했다. 전문의는 자동차로 한 시간 거리, 70km 밖에 떨어져있었다. 그야말로 환자들은 모든 것을 나 한 명에게 의지하곤 했다.

들판에서 다친 상처를 꿰매거나, 부러진 다리를 맞추거나, 감염된 상처 부위를 치료하는 등, 문제를 해결할 때마다 나는 큰 만족감을 느꼈다. 그러나 정말 나를 긴장시키는 것은 만성적인 질환이었다. 나의 노력에도 불구하고, 비만이나 고혈압, 심장병이나 관절염으로 고생하는 환자들은 어찌할 방도가 없었다. 농장에서 일하는 노동자들이 하나둘 불평하기 시작했다. 그러나 내가 할 수 있는 일은 의대에서 배운 그대로 하는 것뿐이었다. 만약에 내가 준 약이 잘 듣지 않으면 다시 오라는 말밖에는 아무 말도 할 수 없었다. 그들은 언제나 다시 왔다. 나는 계속해서 약이 떨어질 때까지 다른 약을 처방했지만 결국 환자는 다시 병원 문을 노크했다.

실패와 실패를 거듭하면서 3년이 지났다. 나는 빅아일랜드를 떠나 호놀룰루로 돌아와 하와이대 의대에서 레지던트 과정을 밟게 되었다. 그러나 2년 동안의 혹독한 수련의 과정을 밟은 후에도 나의 궁금증은 해결되지 않았다. 그렇지만 한 가지 귀중한 결론은 얻을 수 있었다. 환자들의 건강이 개선되지 않는 것은 나의 잘못이 아닐지도 모른다, 세계 최고의 의사를 모셔 와도 결코 더 좋은 결과를 만들 수 없을 것이다. 만성적인 질병은 나뿐 아니라 어떤 의사도 근원적으로 치료할 수 없다… 이런 생각들이 시작된 것이다. 어떤 의사들도 기껏해야 증상을 일시적으로 완화시켜줄 뿐이다.

나는 졸업시험을 치르고 내과전문의 자격증을 받았다. 그러나 나의 학문이나 자격증도 나를 훌륭한 의사로 만들 수는 없었다. 그래서 나는 다시 한 번 그때 그 사탕수수농장에서의 시간들을 되새겨볼 수밖에 없었다.

환자들은 나의 스승이었다

의사를 포함해서 대부분의 사람들은, 인간은 나이를 먹으면서 나잇살이 찌고 더 자주 질병에 걸리는 현상을 당연하게 여긴다. 아이들이 가장 건강하고 부모들은 덜 건강하며 할머니 할아버지들은 심각한 만성병에 시달린다고 생각한다. 그러나 그것은 오해였다.

사탕수수농장에 있는 환자들에게 이러한 '상업자본주의 세계에서 받은 교육'은 전혀 들어맞지 않았다. 그곳에서 나이 든 이민자들은 날씬하고 활동적이었고 90살까지 약도 먹지 않았다. 당뇨병이나 심장병이나 관절염도 없었고, 유방암이나 전립선 이상 같은 것도 없었다.

그러나 그 자녀들은 훨씬 더 비만이었고 건강도 나빴다. 그러나 나를 더욱 놀라게 한 것은 바로 그 손자 손녀들이었는데, 이 이민자 3세들은 내가 레지던트 과정에서 보아온 백인환자들의 질병과 놀랍도록 일치하고 있었다. 3세들은 모두 심각한 비만과 질병에 노출되어 있었던 것이다.

대체 무엇 때문일까? 나는 이 사탕수수 노동자들을 유심히 관찰했다. 라이프스타일, 사탕수수농장의 작업환경, 그리고 그들의 행동까지 조사했다. 그들의 생활환경을 면밀히 조사한 결과, 나는 흥미로운 사실을 알게 되었다. 2세와 3세들은 모두 원래 그들 나라의 식단을 버리고 미국식 식단을 따랐던 것이다. 그로 인해서 원래 그들 나라의 음식을 섭취할 때는 전혀 없었던 비만과 만성적인 질병이, 서양음식을 먹으면서 비로소 노출되기 시작한 것이다.

하와이 사탕수수농장에서 만났던 성인 환자들은 거의 대부분 중국, 일본, 한국, 필리핀에서 온 이민자들이었다. 그들은 미국에 와서도 꾸준히 그들 나라에서 먹어온 것과 같은 방식으로 식사를 하고 있었다. 하와이에서 태어난 그들의 2세들은 서양음식과 그들 부모님들의 전통음식을 같이 먹고 있었다. 그러나 이민자 3세들은 할머니 할아버지들이 먹던 녹말 중심의 식사에서 고기와 유제품, 그리고 패스트푸드 중심으로 식단이 완전히 바뀌어있었다.

나는 어려서부터 미국정부와 각종 매스컴으로부터 '4종류의 음식을 가리지 않고 이것저것 골고루 먹는 것이 건강에 가장 좋다'는 교육을 받으며 자랐다. 고기, 유제품, 곡물, 그리고 과일과 채소가 그것이었다. 그러나 나는 4종류 중에서 두 가지를 중심으로 먹는 노인들은 병이 거의 없는 반면에, 고기와 유제품을 중심으로 먹는 2세와 3세들은 각종 성인병으로 고생한다는 사실을 목격하게 되었다.

또한 나는 2세, 3세, 4세들의 음식습관의 변화가 바로 그들의 건강악화와 심각한 연관성이 있음을 발견하게 되었다. 18살 무렵 내가 끔찍한 중풍에 걸렸을 때 품었던 '병의 원인이 무엇이고 내 병을 낫게 하기 위해 의사들은 무엇을 하고 있나'라는 가장 원초적인 질문에 대한 정답을 그 사탕수수농장에서 찾게 된 것이다.

솔직히 나는 의과대학을 다니면서 '음식이 건강에 미치는 영향'에 대해 아무것도 배운 적이 없다. 의과대학의 커리큘럼 어디에도 영양학은 없었고, 당연히 인턴 과정이나 레지던트 과정에서도 언급된 적이 없었다. 의대 입학시험 때 겨우 몇 개가 언급된 걸로 기억하고 있다. 나는 결국 아주 단순한 결론을 얻게 되었다. 환자에게 효과가 없는 약물을 투여하고 위험한 수술을 권하는 대신, 평생 건강하게 장수하고 지속적으로 날씬한 몸매를 유지하는 방법을 마침내 발견하게 된 것이다.

다른 나라 사람들은 무얼 먹을까?

하와이는 인구가 적다. 그렇다면 다른 나라에선 무엇을 먹고 살까. 어떤 사람들은 무엇을 먹어서 건강하며, 다른 사람들은 무엇을 먹어서 뚱뚱할까. 나는 전 세계의 전통적인 음식 섭취에 대해 연구하기 시작했다. 내가 사탕수수농장에서 가졌던 확신은 연구가 거듭될수록 확고해졌다. '어떤 음식을 먹는가'라는 것이 건강의 가장 큰 척도임을 깨닫게 된 것이다.

'건강에 가장 좋은 음식이 무엇인가'에 관한 연구를 마치고서야 비로소 확실해졌다. 퀸즈 메디컬센터의 '하와이 의학도서관'에 있는 수많은 과학저널에서 놀라운 것들을 확인하게 되었다. 녹말 중심의 식사가 환자를 치료한다는 이러한 발견을 한 과학자가 내가 처음이 아니었음을 알게 되었던 것이다. 수많은 다른 과학자들은 이미, 고기와 유제품이 질병을 만들며, 과일과 채소와 감자와 옥수수와 통곡물이 완전한 건강으로 가는 지름길이라는 사실을 발견했던 것이다. 그렇게 얘기하는 논문들은 한두 개가 아니었다. 수없이 많은 논문들이, 먹는 음식을 바꾸기만 하면 살이 저절로 빠질뿐더러, 가슴통증이나 두통이나 관절염까지 치료한다는 결과를 발표하고 있었다.

건강한 음식으로 바꾸기만 하면, 신장병과 심장통증, 제2형 당뇨, 호흡곤란, 비만, 그리고 각종 만성질환을 고쳐준다고 기술되어있었다. 무려 50년 전에 발표된 수많은 논문과 서적들은 단 한 가지만 바꾸면 환자를 치료할 수 있다고 되어있었다. 채소와 과일에 함유된 녹말을 위주로 하는 음식 섭취가 환자를 건강체로 바꿀 수 있다는 것이다. 약도 수술도 필요 없다는 것이다.

내가 사탕수수농장에서 발견한 것을 확인하기 위해 기다릴 필요가 없었다. 건강을 회복하고 고통에서 구원하는 아주 간단한 방법이 벌써 수많은 석학들에 의해 과학적으로 증명되었던 것이다. 나의 혁명적인 발견이라는 것이 이미 학문적으로 완성되었다는 것을 확인하자마자, 나는 내 인생의 방향을 완전히 수정했다.

병원은 나를 좋아하지 않았다

수없는 테스트와 연구를 계속했다. 나는 녹말음식을 중심으로 해서 채소와 과일을 먹어 비만과 질병을 치료하는 맥두걸 프로그램McDougall Program을 만들었다. 1986년, 캘리포니아 나파 밸리Napa Valley에 있는 세인트 헬레나 병원St. Helena Hospital에서 치료 프로그램으로 채택하게 해달라는 요청이 왔다. 나는 기쁜 마음으로 수락했다. 건강한 생활습관을 위한 채식밥상과 7일간의 체험실습 프로그램은 훌륭한 조화를 이루었다.

미국 내 심장병 수술 분야에서 권위를 인정받는 이 병원에서 일하면서, 나는 외과의사와 심장병의사들에게 수많은 결과물을 보여주었다. 나는 이 전문가들에게, 만일 그들의 환자를 보내주면 제2의 처방을 기꺼이 해주겠다는 제안도 했다. 그러나 내가 세인트 헬레나 병원에 있는 16년 동안, 내가 제안한 제2의 음식처방은 물론 어떤 처방도 병원에 있는 의사들에게 환영을 받지 못했다.

그러나 재미있는 것은, 내가 종종 병원의 의사 당사자나 그 아내나 아이들을 치료할 때는 그들이 진심을 가지고 치료에 임해주었다는 사실이다. 칭찬과 격려를 해주었음은 당연한 일이다. 그러나 그들은 어느 환자에게도 소문내지 않았다. 그러나 나는 나의 치료방법에 확신을 가지고 있었다. 음식으로 체중이 줄고 질병을 고친 내 환자들의 혈관검사 결과를, 방사선과의사들이 내게 계속해서 보내주었기 때문이다. 필름만 확인해도 혈관 및 동맥이 점점 깨끗해지고 있음이 분명했다. 내게 필요한 확신은 이것이 전부였다. 과연 무슨 의학적 치료가 더 필요하다는 말인가.

나는 그 병원에서 수없이 많은 사람들이 날씬해지고 질병에서 회복되는 것을 지켜보았다. 그러나 애석하게도 나의 프로그램은 그 병원에서는 번창하지 못했다. 내 책이 베스트셀러가 되고, 내가 TV와 라디오에 출연하면서 국제적인 명성을 얻고 있었음에도 말이다. 아마도 병원이란 장소는 수술과 약물처방을 관습적으로 되풀이하는 장소인 것이 분명했다. 하기야 나의 교육 프로그램이 4천 불(480만 원)인데 반해, 혈관우회술은 10만 불(1억 2천만 원)인데 말해서 무엇하랴. 내가 아무리 치료를 잘해도 병원의 수입에는 별 도움이 안 되었을 것이 틀림없었다.

여기서 언급하기에는 좀 복잡한 과정을 거쳐, 2002년 3월에서야 우리는 캘리포니아 산타로사Santa Rosa에서 맥두걸 프로그램을 확장하여 현재의 시스템을 갖출 수 있었다. 이때 내 아내 매리가 합류하여, 환자들의 건강을 개선시켜줄 수 있는 각종 요리 프로그램도 개발했다. 이 식단은 전문 요리사뿐만 아니라 일반 가정에서도 손쉽게 할 수 있는 것들이다.

병원에서 당신은 환자가 아니라 고객일 뿐이다

"당신은 의사인데도 어째서 다른 의사들과 의견이 다르죠?" 나는 종종 이런 질문을 받곤 한다. 대답은 다음과 같이 간단하다. 나는 결코 의학 비즈니스의 어떠한 경제적인 지원도 받지 않기로 맹세했기

→ 맥두걸 박사님께 보내는 편지

오늘 같은 동네에 사는 친구에게서 축하한다는 말을 들었습니다. 살이 확 빠졌다면서 보기 좋다는 덕담도 받았습니다. 팽팽하던 코트의 단추가 드디어 잠기기 시작했으니까요. 친구는 내 몸매가 멋있어졌다며, 탄수화물을 멀리하고 운동을 계속해서 그리 되었냐고 묻기도 했습니다. 나는 물론 그 자리에서 그 친구의 의견에 반박하지는 않았습니다. 감자나 고구마나 현미와 같은 진짜 탄수화물을, 라면과 빵과 국수같은 가짜 탄수화물과 똑같이 취급하는 사람들과 가끔씩 논쟁을 하기도 하니까요. 이제 저의 메인 요리는 채소와 과일과 감자와 같은 진짜 탄수화물 음식들입니다. 특히 녹말음식에 대한 잘못된 정보가 너무 많아요. 그러니 사람들이 심하게 살이 찌고, 요요현상 때문에 힘들어하는 것이겠지요.

박사님의 베스트셀러 〈맥두걸 박사의 자연식물식〉The McDougall Program for Maximum Weight Loss 책을 읽고 따라 하다가 불과 몇 주 만에 새로운 사실을 알게 되었습니다. 고기, 유제품, 지방에 대한 갈망이 없어졌다는 점입니다. 요즘 저는 우유와 설탕을 넣은 커피를 끊고 대신 따뜻한 레몬차를 마십니다. 좌충우돌하며 성급했던 성격도 이제 고요해졌습니다. 지난주는 회사일로 스트레스가 심했습니다. 그러나 저는 마음을 안정시키기 위해 게걸스럽게 먹어대는 행동을 하지 않았습니다. 대신 감자와 브로콜리와 시금치와 옥수수를 먹었습니다. 그것으로 충분했습니다. 이제 더 이상 음식 때문에 스트레스를 받지도 과식을 하지도 않습니다. 정말이지 제 인생 책이었습니다. 거듭 감사드립니다.

— **수잔나 브라운**Suzanna Browne **드림**

때문이다. 나는 오직 내 환자들을 돌보고 그들을 고통과 질병으로부터 보호하며, 사람을 죽이는 수술과 약물처방을 하지 않기로 맹세했기 때문이다. 내가 주장하는 것들은 의료산업이 좋아하는 돈을 벌어주지 못한다는 것을 잘 알고 있다. 의료산업과 다이어트 산업에서는 고통받는 사람들을 환자로 보는 것이 아니라, 엄청난 수익을 창출하는 고객으로 보고 있을 뿐이다.

대부분의 내 동료의사들은 환자들을 치료한다는 사명을 갖고 있다. 그러나 그들도 음식과 영양학에 관해서는 무지하다. 이것이 환자들을 치유하고 고통에서 해방시켜주고자 하는 그들의 능력을 제한하고 있다. 나는 충분히 이해하고 있다. 나 또한 처음에는 의학적인 방법으로 치료하고자 했었다. 그러나 사탕수수농장에서, 내 환자들의 건강을 되찾아주고자 했던 의사로서, 가장 기본적인 약처방도 아무 쓸모가 없다는 것을 깨닫고는 절망했다.

나는 이 책이 비만을 해결하고 병을 치유하는 데 커다란 발자취를 남기리라고 믿는다. 누구나 할 수 있으며 아주 쉬운 방법이다. 나는 내가 50여 년 동안 병을 치료하고 건강을 회복하는 데 힘써온 모든 것을 이 책에 담았다.

chapter 02

인간은 녹말을
먹는 동물이다

유럽의 구석기인들이 대부분 동물성식품을 섭취했었다고 퍼진 믿음과는 정반대로, 이태리

와 러시아, 그리고 체코의 구석기 시대 유적지에서 곡물을 갈아서 먹는 도구들이 발견되었

다. 곡물을 갈아서 가루로 만들었다는 이러한 유물들은, 유럽에서 3만 년 훨씬 이전부터 인

류가 녹말을 섭취했다는 것을 증명한다. 또한 최근 모잠비크와 아프리카 동해안에서는 무려

10만 년 전부터 수수로 음식을 해 먹었다는 흔적도 발견되었다.

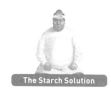

The Starch Solution

밥 드셨습니까?

"밥 드셨습니까?"Have you had your rice today?

이 말은 한국 및 중국에서 '안녕하세요'라는 의미로 쓰인다. 쌀은 한국, 중국, 일본에서 가장 중요한 주식이다. 대부분의 아시아 사람들은 하루에 두 끼나 세 끼를 쌀과 함께 식사한다. 쌀은 중동지방이나 라틴아메리카, 이태리, 그리고 서인도에서도 중요한 음식이다. 옥수수를 제외하고 쌀은 지구상에서 두 번째로 많이 생산되는 곡물이며, 가장 중요한 에너지의 원천일 뿐만 아니라, 지구상에서 인간이 소비하는 칼로리의 20%를 제공한다.

특히 중국에서 쌀 또는 밥이라는 단어는 '음식'이라는 단어와 같은

→ 녹말이란 무엇인가?

식물은 수분과 이산화탄소, 그리고 태양에너지를 사용해서 단순당을 만들어낸다. 이것을 우리는 광합성작용이라 부른다. 가장 기본적인 탄수화물은 아주 단순한 포도당이다. 식물의 조직 안쪽에는, 단순당이 사슬처럼 연결되어있는데, 일부는 직선으로 뻗어있고, 일부는 나뭇가지처럼 정렬되어있다. 사슬처럼 되어있는 당들은 식물의 조직 안에 대량으로 모여드는데 이것이 녹말 알갱이를 형성하는 것이다.

식물이 만들어내는 녹말은 뿌리나 줄기 또는 잎사귀나 꽃, 그리고 씨앗이나 열매에 저장된다. 저장된 녹말은 나중에 필요할 때를 대비해서 에너지의 원료로 제공된다. 추운 겨울을 이겨내기 위해서, 또는 새봄에 쓰일 연료를 위해서 보존한다. 바로 이런 이유 때문에 녹말이 함유된 채소나 곡식을 먹으면 건강해지는 것이다. 이처럼 고도로 단단해진 녹말은 식물을 생존하게 할 뿐 아니라, 인간에게 필수불가결한 에너지를 제공하는 것이다.

녹말은 소화가 아주 잘되는 최고의 탄수화물이다. 인간의 장과 타액 속에 있는 아밀라아제 효소는 긴 탄수화물 사슬을 단순당으로 쪼갠다. 소화라는 것은 이 단순당을 소장에서 혈관으로 보내는 아주 느린 과정으로, 세포에 에너지를 공급하게 된다.

과일은 단순당의 형태로 아주 빠르게 에너지를 제공하지만, 녹말처럼 지속적으로 에너지를 주지는 못한다. 따라서 과일 한 가지만으로는 장기적인 만족을 주지 못하는 것이다. 썩기 쉬운 녹황색 채소들에도 녹말이 조금 있긴 하다. 그것들의 중요한 임무는 녹말이 기본이 되는 음식에 향이나 식감을 더해주는 것이다. 물론 비타민 A나 비타민 C와 같은 부가적인 영양을 보너스로 제공하기는 한다.

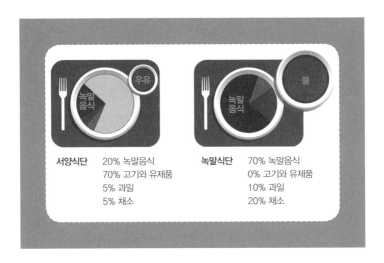

| 서양식단 | 20% 녹말음식
70% 고기와 유제품
5% 과일
5% 채소 | 녹말식단 | 70% 녹말음식
0% 고기와 유제품
10% 과일
20% 채소 |

의미로 사용된다. 이와 똑같이 일본이나 한국에서도 요리한 쌀, 즉 밥을 음식과 동의어로 여겨왔다. 불교신자들은 쌀을 '작은 부처님' Little Buddhas이라 불렀으며, 태국에서는 식탁으로 가족들을 부를 때 '밥 먹자'Eat rice라고 말한다. 인도에서는 새신랑이 신부에게 주는 첫 번째 음식이 빵이 아니라 밥이었고, 젖을 떼고 처음으로 아기에게 먹이는 음식도 쌀로 만든 죽(미음)이었다.

이런 이야기는 전 세계적으로 비슷하다. 아시아에서 쌀이 그 주인공이라면, 남아메리카에서는 감자, 중앙아메리카에서는 옥수수, 유럽에서는 밀이 다른 주인공들이다. 콩이나 수수, 고구마 또는 보리도 마찬가지다. 이처럼 녹말은 인류역사의 가장 중요한 음식으로 자리 잡아왔다.

그렇다면 미국을 비롯한 서양사람들은 언제부터 몸에 해가 되는 육식을 하게 된 것일까? 왜 이 중요한 녹말음식을 두려워하거나 부끄러워하게 된 것일까. 인류의 건강에 가장 훌륭한 대표음식을 멀리한 대가를 우리는 어떻게 치르고 있는 것일까?

녹말은 모든 음식의 기본이다

다이어트를 할 때 우리는 '얼마나 먹어야 할까'라는 고민을 항상하게 된다. 그러나 그것은 틀렸다. 중요한 것은 먹는 양이나 먹는 횟수, 그리고 먹는 시간이 아니라 '무엇을 먹느냐' 하는 것이다. 동물마다 먹는 종류가 모두 다르다. 인간의 육체는 녹말을 통해서 만들어진다. 인간은 더 많은 쌀과 옥수수, 감자, 고구마, 그리고 콩을 먹을수록 더 날씬해지고 더 강해지며 더 건강해진다. 인간은 그렇게 설계되었고 진화해왔다.

녹말이? 정말이야? 당신도 믿지 못할 것이다. 우리는 그렇지 않다고 교육받아왔기 때문이다. 매스컴은 지금도 탄수화물은 비만과 질병의 원흉이라고 연일 떠들기에 바쁘다. 그러나 녹말(진짜 탄수화물)은 몸을 건강하게 해주고 포만감을 주는 최적의 열쇠다. 우리가 녹말을 먹든 안 먹든 탄수화물에 대한 이야기는 많이 들었다. 그러나 우리는 녹말이 가장 중요한 음식이라는 이야기는 충분히 듣지 못했다.

탄수화물에는 3가지 종류가 있는데 당, 섬유소, 녹말이 그것이다. 이것들은 특정 형태에 따라서 탄소, 수소, 산소로 구성된다. 탄수화물 중에서 가장 단순한 성분은 당이다. 당은 자당(Sucrose: 쿠키나 빵을 만들 때 넣는 설탕의 당분), 과당(Fructose: 과일 맛을 내는 데 쓰임), 젖당(Lactose: 우유에 있음), 포도당(Glucose: 섬유소와 녹말을 만드는 사슬 형태로 된 단순당) 등으로 분류된다. 당은 몸속에서 아주 쉽게 분해되기 때문에 빠르고 강력한 에너지를 공급한다.

탄수화물의 두 번째 종류는 식물의 섬유소다. 이것은 식물이나 나무의 세포벽에서 주로 발견된다. 우리 소화시스템은 섬유소를 에너지로 사용하지 못한다. 그러나 흰개미는 섬유소를 소화할 수 있다. 그래서 흰개미는 자기 몸 크기의 10배가 넘는 나뭇가지 등을 거뜬하게 개미집으로 운반하기도 한다. 인간의 경우 비록 에너지로는 사용하지 못할지라도, 섬유소는 배변을 촉진하는 물질로 우리에게 매우 중요하다. 장 속의 찌꺼기를 씻어내는 청소부는 물이 아니라 섬유소라는 말이다.

탄수화물의 금메달감은 인간에게 가장 유익한 녹말이다. 섬유소처럼 녹말도 포도당 분자로 된 긴 사슬 모양으로 구성되어있다. 녹말은 우리가 그것을 인체에서 분해해서 단순당으로 만든 다음, 에너지를 공급하고 포만감을 주기 때문에 아주 중요하다. 녹말은 주로 복합탄수화물이 많은 식물에 존재한다. 곡물(콩, 밀, 보리, 옥수수, 쌀)과 채소 및 뿌리식물(겨울시금치, 감자, 고구마)에 많이 함유되어있다.

세계의 유수한 과학논문들은 녹말의 중요성에 대해 꾸준히 연구해서 발표해왔다. 녹말은 인간의 건강을 지켜주고 날씬한 몸매를 지켜주는 유일한 음식이다. 여러분이 이 책에서 단 한 가지 메시지를 뽑고자 원한다면 바로 '녹말음식을 먹어라'일 것이다. 고대로부터 최근 몇십 년 전까지만 해도, 인간은 언제나 녹말을 주식으로 하는 동물이었다. 다트머스 대학Dartmouth College의 세계적인 인류학자 나다니엘 도미니Nathaniel Dominy 박사는 '인류가 수렵채집생활을 할 때는 대부분의 칼로리를 동물이 아니라 식물에서 얻었다. 따라서 인간은 녹말인간이라고 불려도 무방하다.'고 갈파한 바 있다. 고양이는 육식동물이고 말은 초식동물이듯이 인간은 녹말을 먹는 동물이란 뜻이다.

독자 여러분들은 아마도 고기, 생선, 계란, 우유, 유제품 등을 멀리하고 과일과 채소를 위주로 하는 다이어트의 장점에 대해 많이 들어봤을 것이다. 그것은 사실이다. 그러나 과일과 채소만으로는 완벽할 수 없다. 녹말이 많이 든 음식을 같이 먹어야 한다. 배추나 시금치 같은 채소와, 사과나 오렌지 같은 과일을 먹더라도 항상 공복감이 남기 때문이다.

물론 과일과 채소는 몸에 아주 좋은 음식이다. 그러나 단 한 가지, 포만감을 주지 못한다는 결정적인 문제점이 있다. 그 공복감 때문에 무엇인가를 몸에 채워 넣게 만들고, 결과적으로 건강과 체중에 문제를 일으키는 나쁜 음식에 손을 뻗치게 만드는 것이다. 배고픈 다이어트는 실패할 수밖에 없다. 치료를 목적으로 1주일 또는 보름 정도 과일만 먹어서 독소를 제거하는 방법은 적극 추천한다. 그러나 이런 치료는 평생 계속할 수 없다. 배가 고프기 때문이다. 배가 고픈 상태로 평생 살 수는 없는 일 아니겠는가?

구석기 시대에 인간은 무엇을 먹었을까?

세계지도를 펼쳐보자. 인구가 많은 지역 중에서 가장 날씬하고 건강한 지역은 어디인가. 그 건강한 사람들의 주식은 무엇인가. 바로 녹말이다. 일본과 중국과 한국, 그 밖의 다른 아시아 국가 사람들은 쌀로 만든 밥을 주식으로 하고 있다. 물론 현대에 들어 도정기술의 발달로, 거친 현미 대신 달달한 백미를 먹는 통에 각종 문제를 야기하고 있는 것도 사실이다. 여기에서 내가 쌀이라고 할 때는 지나치게 도정한 백미가 아닌, 정제하기 이전의 현미를 말함은 물론이다. 또한 그들은 고구마나 감자 등, 녹말이 많은 뿌리식물을 부식으로 먹어왔다.

과거 인류역사로 돌아가도 마찬가지다. 남아메리카의 잉카인들은 감자를 주식으로 했다. 잉카의 병사들은 전투가 있을 때 힘을 더 내기 위해 쌀보다 작은 좁쌀 크기의 퀴노아^{Quinoa}를 먹기도 했다. 중앙아메리카의 마야인들이나 아즈텍인들은 '옥수수를 먹는 사람'으로 불렸다. 고대 이집트인들은 주로 밀에서 녹말을 섭취했다. 전 세계적으로 고대문명의 인류는 보리, 옥수수, 조, 감자, 쌀, 밀 등 6가지 음식을 주 에너지원으로 사용했다.

믿어지지 않는가? 이를 증명해주는 논문들은 수도 없이 많다. 최소한 13,000년 전에 녹말은 모든 건강한 인류의 주된 식사원료였다. 새로운 논문들은 그보다 훨씬 이전부터 인류가 녹말을 주식으로 삼았음을 계속 발표하고 있다.

녹말을 주식으로 하는 사람들의 역사와 지도

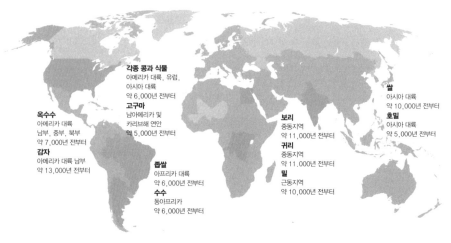

녹말음식의 고고학적 연구
(5,000~10,000년 사이, 혹은 그 훨씬 이전부터 녹말음식이
인간의 양식으로 사용되었음을 보여준다.)

　　23,000년 전에 있었던 이스라엘의 유적지 오할로^{Ohalo}에서 고고
학자들은 땅속의 무덤과 오두막에서 밀, 보리, 옥수수, 아몬드, 피스
타치오, 포도씨 등을 발견해냈다. 다른 논문들은 뿌리나 구근 등이
30,000년 전 아프리카의 주식으로 사용되었음을 발표하기도 했다.

　　유럽의 구석기인들이 대부분 동물성식품을 섭취했었다고 퍼진 믿
음과는 정반대로, 이태리와 러시아, 그리고 체코의 구석기 시대 유적
지에서 곡물을 갈아서 먹는 도구들이 발견되었다. 곡물을 갈아서 가
루로 만들었다는 이러한 유물들은, 유럽에서 30,000년 훨씬 이전부
터 인류가 녹말을 섭취했다는 것을 증명한다. 또한 최근 모잠비크와

아프리카 동해안에서는 무려 10만 년 전부터 수수로 음식을 해 먹었다는 흔적도 발견되었다.

최근의 연구에 의하면, 현생인류인 호모 사피엔스의 조상은 아니지만 현생인류와 가장 가까운 네안데르탈인(BC 20만 년~3만 년 사이 지구에 존재했던)들도 각종 식물성음식을 먹은 것으로 알려졌다. 동지중해에서 북서유럽에 이르기까지 고대인들의 치아에서 각종 곡물이 발견되기도 했다. 이것은 고대인류가 식물성음식을 보다 소화하기 쉽게 요리해왔음을 증명하는 것이다.

고대 이집트 귀족의 음식습관

고단백음식을 주장하는 사람들은, 심장병으로 인해 사망한 것으로 추정되는 고대 이집트 미라가 발견되는 것으로 볼 때, 광범위하게 만연한 채식주의가 죽음의 원인이라고 주장한다. 과연 사실일까? 아무리 힘 있는 자들이 외치더라도 빼도 박도 못하는 증거 앞에서는 그들도 어쩔 수 없다.

과학의 발전이 그것이다. CT 촬영기술이 발전함에 따라 우리는 3D 엑스레이를 통해서 인체내부를 입체적으로 볼 수 있게 되었다. 2011년 4월 〈전미대학 심장내과저널〉에 발표된 논문에 의하면, 심장혈관을 CT로 촬영한 44구의 미라 중 20구에서 동맥경화증(콜레스테롤이 혈관에 침착해서 좁아진 증상)과 같은 각종 혈관문제가 있었던 것으로 밝혀졌다. 똑같은 종류의 죽상동맥경화증으로 인한 석회침착 증세가 현대 미국과 유럽인에게서 CT촬영을 통해서 흔하게 발견된다.

아마 독자 여러분들은, 3,500년 전의 사람들은 패스트푸드나 담배도 없고 신체활동이 많았기 때문에 아주 건강했으리라고 생각할 것이다. 그러나 이러한 증거들은, 방부처리한 미라들 대부분은 그 시대 일반 평민들보다 부유한 귀족들로서, 그들이 무엇을 먹었는지를 여실히 보여준다.

고대 이집트 귀족에게서는 동맥경화증뿐만 아니라 비만, 치아질환 및 각종 담석의 징후들도 발견되었다. 어린이 미라에서는 척추갈림증(척추파열 증세)도 발견되었다. 척추 갈림증과 같은 척추 이상증세는 수용성 비타민에 속하는 엽산의 결핍이 자궁 내에서부터 있었기 때문으로 분석된다. 산모가 과도한 동물성음식을 먹었고 곡물이나 과일 및 채소의 섭취가 부족했기 때문이라는 말이다.

담석은 아주 과학자의 호기심을 자극하는 물질이다. 담석은 지나치게 과도한 콜레스테롤을 섭취할 경우 담즙이 변형되어 생기는 것인데, 이것은 반드시 지나친 육식의 결과다. 3,500년 전의 미라를 분석한 과학자들은 오늘날과 똑같은 담즙산을 발견했다. 이런 동맥경화증의 원인은 기름진 음식의 과도한 섭취라는 사실을 분명하게 말해준다.

왜냐하면 부유한 귀족과 사제들만이 미라로 처리될 수 있었기 때문이다. 선택된 소수의 귀족들만이 방종에 가까운 육식을 했고 그것이 각종 질병을 양산시켰지만, 채식을 할 수밖에 없는 다수의 일반 평민들에게는 아무런 문제가 없었다. 고대 이집트 사원 벽면을 한 번 살펴보자. 소고기와 양고기와 염소고기, 그리고 기름진 빵과 케이크가 그려져있다. 그것들이 귀족의 음식임을 상징하는 상형문자도 새겨져있다.

이러한 음식들은 사후에 영원히 살기 위해 지어진 이집트 피라미드 안에서도 발견된다. 귀족음식의 최소 50% 이상이, 현대 서구음식과 다르지 않은 지방(대부분 포화지방)으로 구성되어있음을 추정할 수 있다. 전문가들이 미라의 모발을 분석한 결과, 그들의 음식이 현대 서구인의 그것과 구성 면에서도 거의 유사함을 확인했다.

거의 완벽하게 보존된 이집트 미라들은, 귀족들이 주로 기름진 음식을 먹었고 현대 서구인과 똑같은 동맥경화나 비만과 같은 각종 질병을 겪었음을 분명하게 보여주고 있다. 그러나 다행스럽게도 일반 평민들은 오직 명절 때에만 그런 사치스런 음식을 먹었을 뿐이다. 과도한 것은 반드시 비용을 치르게 마련이다.

그들은 야생상태의 순수한 고기를 먹었을 것이다. 그러나 지금은 사정이 훨씬 더 악화되었다는 점을 우리는 깨달아야 한다. 1975년 '세계 동물생산회의'는 '동물성식품의 영양학적 역할에 대한 재평가'라는 제목의 보고서를 출판했는데, 거기에는 공장식 사육장의 동물들이 예전 야생상태의 선배들보다 무려 30배나 더 많은 포화지방을 함유하고 있다는 놀라운 사실을 밝혀냈다.

나는 지금 3배라고 말하지 않았다. 무려 30배의 포화지방이라고 말하고 있다. 고대 이집트 귀족들은 우리보다 30배나 깨끗한 고기를 먹었는데도 담석과 동맥경화로 고생했다는 말이다. 무슨 말이 더 필요할까.

전사戰士들은 무엇을 먹었을까?

역사를 통해서 가장 위대한 업적을 이룬 인물들은 곡물과 채소와 과일을 주로 먹었다. 알렉산더대왕(BC 356~323)과 칭기즈칸(AD 1162~1227)을 포함해서 수많은 유럽과 아시아의 정복자들은 녹말 위주의 식사를 했다. 시저의 군대는 과도한 육식을 멀리했으며 전투가 있을 때는 주로 곡식을 선호했다.

1,800년 전 터키 서부에서 사망한 로마의 검투사 60명의 시신이, 도시 중심부에서 아르테미스Artemis 신전으로 이어진 도로에서 발견되었다. 세계에서 가장 용맹한 전사들의 뼈에서 칼슘과 스트론튬Strontium과 아연 성분을 분석한 결과, 그들은 모두 채식을 주로 했던 것으로 밝혀졌다. 당시의 기록에 의하면 검투사들은 '보리를 먹는 남자들'Barley Men로 불려졌다. 극한의 삶과 죽음을 참아내는 강인한 근육과 뼈, 그리고 용기와 인내심을 가져다주는 최적의 영양소를 보리를 통해서 공급받았기 때문이다.

인간의 DNA가 녹말인간을 증명해준다

　전문가들은, 인간을 포함한 모든 영장류들은 거의 채식을 통해서 음식을 섭취하는 것으로 결론을 내린다. 해부학이나 생리학을 통해서 보면 반드시 그렇다. 인간의 유전자와 99% 유사한 침팬지는 거의 순수한 채식주의자인데, 과일과 채소를 주로 먹는다. 과일이 부족한 건기가 되면 호두나 각종 씨앗, 그리고 꽃잎과 나무껍질을 먹는다.

　유전학적인 실험 결과도 인간이 녹말을 섭취하는 동물임을 증명했다. 인간과 침팬지의 DNA는 거의 유사한데, 하나의 차이점은 인간이 혁신적인 진화의 과정을 거치면서 녹말을 잘 소화하는 유전자를 가지고 있다는 점뿐이다. 녹말을 단순당으로 부수는 아밀라아제 효소에 대한 유전적 연구에 의하면, 다른 영장류가 효소를 두 가지만 복제하는 데 비해서 인간은 6가지를 복제해내는 것으로 알려졌다. 이 차이는 인간의 타액에 6~8배 이상의 녹말분해 소화효소인 아밀라아제Amylase가 있다는 것을 의미한다.

　이처럼 침팬지 및 다른 영장류들의 한정된 능력 때문에 그들은 적도 부근의 열대 정글에 갇혀 살 수밖에 없었을 것이다. 그들은 평생을 그곳에서 필요한 칼로리만큼 과일이나 채소를 먹으면서 살 수밖에 없었을 것이다. 그러나 인간은 녹말을 소화할 수 있는 이런 강한 능력 때문에, 지구의 남쪽과 북쪽을 자유롭게 이동하면서 에너지를 얻을 수 있게 된 것이다.

　초기 인류는 아프리카에서 지구의 다른 지역을 점령해가면서, 과일을 먹을 수 있는 여름과 가을이 지난 후에라도, 덩이식물과 곡식을 통해서 겨울에도 칼로리를 섭취할 수 있는 능력을 갖게 되었다. 이러한 녹말음식들은 지구상 어디에서나 구할 수 있었고 손쉽게 채집할 수 있었다. 녹말의 충분한 칼로리는 에너지를 추가로 제공할 수 있어서 인간의 두뇌 크기를 다른 영장류에 비해서 3배나 키울 수 있었다.

녹말, 다시 돌아오다

부유한 귀족을 제외하고, 역사적으로 인간은 녹말에서 에너지를 얻어왔다. 그러나 1,800년대 중반에 일어난 산업혁명이 시작되면서 인간은 병들기 시작했다. 거대한 부가 축적되면서 병든 음식을 먹기 시작한 것이다. 화석연료를 성공적으로 활용하기 시작하면서 그 전에는 귀족들만 먹을 수 있었던 고기와 유제품들을, 이제는 일반인들도 식탁 위에 쌓아놓고 먹기 시작했다. 그 결과는 지금 여러분이 보시는 바와 같다. 우리 모두 뚱뚱한 귀족처럼 뒤뚱거리며 걷게 된 것이다.

우리가 지방의 소비를 늘리면, 우리의 배와 엉덩이와 넓적다리는 지방을 저장하는 장소가 된다. 우리가 지방을 먹는 행위는 몸에 지방 띠를 두르는 행위와 같다. 그러나 녹말음식은 상당한 영양과 에너지를 제공하면서도, 몸속에 지방을 거의 저장하지 않는다. 정반대로 단백질과 필수 지방과 비타민, 그리고 각종 미네랄을 제공하여, 우리 몸이 효율적인 기계처럼 작동하게 한다.

자연상태(공장에서 가공하지 않은)의 녹말은 지방과 비교했을 때 칼로리가 겨우 1~8%에 불과하다. 또한 아주 깨끗한 클린연료다. 콜레스테롤이 전혀 없거나 아주 적다. 살모넬라균이나 광우병을 가져오는 병원균도 없다. 또한 DDT나 메틸수은처럼 토양에서 나오는 독성 화합물을 신체에 축적시키지 않는다. 인간이 발명한 농약에 오염되지만 않는다면, 녹말은 완벽하게 깨끗한 음식이다.

감자와 고구마는 완전식품이다. 이러한 녹말식품만 먹어도 모든 기본영양소를 섭취할 수 있다.(비타민에 관해서는 10장에서 자세히 논의하겠다) 곡물과 콩과식물은 감자처럼 완전한 식품은 아니지만, 약간의 과일과 푸른 채소만 섭취하면 비타민 A와 C를 보충할 수 있어서 원하는 영양을 거의 충족시킬 수 있다. 완벽한 영양을 위해서 굳이 고기나 유제품을 섭취할 필요가 없다는 뜻이다.(이 부분에 대해서는 6장과 7장에서 언급하겠다)

녹말음식은 몸에 좋을 뿐 아니라 포만감도 준다. 녹말에 함유된 풍부한 탄수화물은 혀끝에 있는 수용체에 단맛을 자극해서 식감을 좋게 한다. 녹말은 몸속의 호르몬을 편하게 해주고 오랫동안 포만감을 주는 신경변화를 일으킨다. 영양학적으로 완벽할 뿐만 아니라 만족감 면에서도 훌륭하기 때문에, 우리는 쌀과 감자와 옥수수와 콩을 '완벽한 식품'이라고 말하는 것이다.

거듭 말하지만 나는 지금 정제탄수화물(빵, 파스타, 라면, 국수, 떡, 케

이크 등)을 얘기하는 것이 아니다. 공장에 들어가 변형되고 화학약품
에 버무려진 공장음식이 아니라, 지금 막 밭에서 바구니에 담아 온
밭음식(녹말음식)을 말하는 것이다.

비만의 원인은 이미 알려져있다

우리의 귀를 따갑게 하는 상업자본주의의 홍보와 광고에도 불구
하고, 고기와 유제품을 멀리하고 채식을 해야 한다는 충고가 미국에
서도 1950년대부터 있어왔다. 1977년도 미국 상원에서 대대적으로
실시한 '영양과 의료문제 특별위원회'의 리포트에서, 하버드대 공중
보건학부 마크 헉스테드Mark Hegsted 교수는 다음과 같이 말했다.

"미국 내에서 발생하는 각종 질병과 사망 원인의 거의 대부분이
우리가 먹는 음식과 관련이 있다는 것을 강하게 암시하는 각종 증거
가 있음을 강조합니다. 미국 내 사망 원인의 반을 차지하는 관상동맥
질환과 각종 형태의 암, 고혈압, 당뇨병 그리고 각종 만성질환이 모
두 음식과 관련이 있습니다."

2002년 세계보건기구WHO는, 정제식품, 동물성식품(육류 및 유제품),
지방첨가식품들이 비만과 당뇨와 각종 심혈관질환을 전 세계로 전
염시키고 있다고 발표했다. 이 연구에 의하면 2020년이 되면 전 세계
모든 질병 중 2/3가, 음식습관과 연관된 만성질병이 될 것이라고 발
표했다.

고대부터 현대까지 축적된 수많은 결과물을 볼 때, 우리는 지금 인류역사상 가장 중대한 건강상의 위기에 처해있음이 분명하다. 전 세계적으로 11억 명이 과체중이며 3억 명이 비만이고, 매년 2,000만 명이 심장질환으로 목숨을 잃는다. 나는 지금 2,000명이라고 말하지 않았다. 2,000만 명, 그러니까 매년 호주 인구에 맞먹는 인구가 동물성 식품의 과도한 섭취로 심장질환에 걸려 사망한다는 말이다. 또한 2억 명 이상이 당뇨병에 걸려있고 서양식 식사를 하는 인구의 절반이 목숨을 위협하는 암에 걸릴 것으로 예상하고 있다.

이것은 이제 개인적인 고통이 아니다. 인간의 질병을 넘어서, 우리는 녹말 중심의 식사를 버리고 식탁 한가운데 고기를 놓음으로써 야기되는 엄청난 환경재앙에도 직면해있다. 또한 가축산업은 아주 심각한 환경문제와 기후변화를 초래하는 2,3위의 공헌자가 되었다.

이 책에서 얻은 지식을 통해서, 여러분은 몸과 마음을 치유하게 될 것이다. 이러한 변화를 통해서 식탁 위에 전혀 다른 음식을 놓게 될 것이다. 여러분은 병을 치료할 뿐 아니라, 새로운 노력 없이 저절로 날씬한 몸매와 투명한 피부를 갖게 될 것이다. 지구온난화 문제를 개선하고 건강한 자연환경을 후손에게 물려줄 수 있음은 당연하다. 여러분이 실천하기만 하면 이러한 모든 약속이 여러분에게 실제로 펼쳐질 것이다.

● ● ●

클라우디 로크웰Cloudy Rockwell

(알래스카주 팔머 거주, 재무사)

저는 인생 대부분의 시간을 비만으로 살아왔습니다. 저 또한 각종 다이어트(Weight Watchers 다이어트, South Beach 다이어트 등)를 여러 번 시도했었구요. 그러나 번번이 실패했습니다. 그 다이어트가 끝나면 원래 체중으로 돌아가곤 했으니까요. 나는 교육도 받고 똑똑하다고 자부했었습니다. 도대체 무엇이 문제였을까요?

10년 전 나이 60이 되었을 때 키가 162cm인데 남들보다 45kg 정도 더 나가는 뚱보였습니다. 오른쪽 엉덩이와 오른쪽 무릎이 자주 시리거나 아팠습니다. 거실청소나 침대시트를 바꾸는 일도 할 수 없을 정도였습니다. 성인이 된 자식들이 성탄절에 집으로 돌아와도 너무 힘이 들어 음식 준비를 해줄 수도 없는 지경이었습니다.

그래도 저는 행운아였습니다. 맥두걸 의사의 명저〈맥두걸 박사의 자연식물식〉을 읽었기 때문입니다. 그의 책을 읽고 음식을 사러 마트에 갔을 때도 여전히 고통 속에 시달리고 있었습니다. 그러나 저에게는 티끌만큼의 여력은 남아있었습니다. 5년 동안 탄수화물을 끊고 살다가 처음으로 현미를 먹던 날, 눈물이 났습니다. 어렸을 적 죽마고우를 오랜만에 만난 기분이었습니다. 녹말음식을 기반으로 한 식이요법은 매우 만족스러웠습니다. 항상 공복감이 남아있지 않아서 좋았고 식품을 구하기도 아주 쉬웠습니다.

나는 2가지 전략을 세웠습니다. 첫 번째 전략은 일주일분의 식사플랜을 미리 세우는 것입니다. 이렇게 하는 이유는 공복 증후군Poor Me Syndrome에서 벗어나기 위해서입니다. 공복 증후군이란 공복감을 길게 느끼는 증상입니다. 이 공복상태가 해결되지 않으면 눈앞에 보이는 음식을 아무거나 집어 먹게 됩니다. 저는 공복 증후군 대신 포만 증후군 Enough Syndrome 상태로 있고 싶었습니다. 두 번째 전략은 식사플랜에 없는 음식은 절대 먹지 않는다는 생각을 굳게 하는 일이었습니다. 사무실 책상 위에 있는 초콜릿과 냉장고 속의 치즈, 찬장 속의 빵과 과자를 모두 치웠습니다. 식탁이나 양초가 음식이 아닌 것처럼, 각종 정크푸드는 음식이 아니라고 나를 훈련시켰습니다. 인간이 먹어야 할 음식이 아닌 것들을 제가 신성한 몸속에 던져 넣을 이유가 없었기 때문입니다.

한 달 만에 내 엉덩이와 무릎의 통증이 사라지기 시작했습니다. 현재 몸무게는 59kg 정도입니다. 그동안 저는 41kg 이상을 감량했습니다. 그러기까지는 18개월이 걸렸습니다. 매주 560g 정도의 지방이 몸에서 서서히 빠져나간 셈입니다. 그야말로 슬로우비디오처럼 아주 천천히 지방이 빠졌습니다. 청바지 사이즈도 26호에서 4호로 줄어들었고 모든 옷들이 XXX-라지 사이즈에서 X-스몰 사이즈로 줄어들었습니다.

맥두걸 박사님의 자연식물식을 실천하면서 가장 크게 돈을 쓴 부분은 새 옷을 구입하는 일이었습니다. 옛날 옷들은 커서 입을 수가 없었기 때문입니다. 예전에 저는 자신이 비만하다는 사실을 받아들이지 않았습니다. 살이 쪘을 뿐 건강하다고 생각했었습니다. 살이 점점 찌면서 몸이 아프게 되자 내 생각이 잘못되었다는 사실을 깨달았습니다. 저는 이제 날씬할 뿐만 아니라 건강하고 생기 넘치는 새사람이 되었습니다. 저는 이제 내 손녀의 웃는 모습을 스마트폰으로 찍어주기 위해 마룻바닥에 엎드릴 수 있습니다. 그 자세에서 그대로 다시 일어날 수도 있습니다. 과도한 비만으로 고생해본 사람들은 제가 무슨 말을 하는지 눈치채셨을 것입니다. 콜레스테롤 수치와 혈당 수치도 현저히 낮아졌습니다. 20분 동안 지치지 않고 달릴 수도 있습니다. 예전의 저는 과거를 그리워하는 못난이였습니다. 그러나 이제 저는 더 창창한 미래를 기대하는 여자가 되었습니다. 박사님께 고마움을 전합니다.

chapter 03

녹말음식을 먹으면
왜 날씬해지나?

탄수화물이 지방으로 전환된다는 경고메시지는 만들어진 신화에 불과하다. 인간이 아무리

많은 양의 탄수화물을 먹더라도 신체에 저장되는 양은 아주 하찮을 정도다. 동물성지방이나

식물성지방은 전혀 다르다. 크루즈 여행을 하는 사람들은 7일 동안만 여행해도 3.5kg 정

도 체중을 불려서 여행을 마친다. 뷔페에서 고기, 치즈, 기름에 흠뻑 적신 채소, 고지방 드

레싱으로 포식을 하게 된다는 것은 모두가 아는 사실이다.

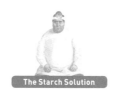

3명의 풍만한 여인들

아내 매리와 나는 캘리포니아 티뷰론^{Tiburon}으로 여행을 간 적이 있다. 우리는 골든게이트 다리^{Golden Gate Bridge} 북쪽에 있는 식당 테이블에 앉아 찐 옥수수와 검은콩 요리를 먹으며 망중한을 보내고 있었다. 우리 옆 테이블에는 멋지게 옷을 입은 풍만한 여자 3명이 앉아 있었다. 우리 테이블 너머 그녀들이 먹고 있는 음식은, 소화가 안되어 화장실에서 볼일 보기 힘든 육중한 음식들뿐이었다.

나는 아내와 그녀들을 번갈아 보며 속으로 중얼거렸다. '이 여자들은 아내보다 10년은 젊어 보이는데 몸집은 세 명 다 하마처럼 생겼군! 혀끝의 즐거움이 몸집을 저렇게 불리는구나….' 이때 바닷바람이 불어왔다. 잘 튀겨진 새우와 조갯살의 느끼한 냄새가 우리 테이블로 전해져왔다.

나는 이때 그녀들의 몸을 더 날씬하게 해줄 다이어트 프로그램을 생각했다. 그녀들에게 이래라 저래라 해서 당황하게 할 필요도 없으리라. 내가 책을 한 권 써서 그 책을 권하는 것이 훨씬 좋겠다는 생각을 했었다. 그날을 계기로 나는 책을 썼고 본격적으로 세상 사람들에게 알려지게 되었다. 그렇게 나의 첫 번째 저서 〈맥두걸 박사의 자연 식물식〉이 탄생하게 되었다. 돈 버는 의사에서 양심의사로 무대 전면에 서게 된 것이다.

진정으로 아름다운 여자와 멋진 남자들은 누구일까. 사람들은 엄청난 돈을 헛되이 소비한다. 옷과 자동차와 화장품, 향수와 성형수술을 통해서 그들이 예상하는 멋진 외모를 가질 수 있다고 믿는다. 동시에 그들은 비싸면서 건강하지도 않은 엉터리 음식을 즐겨 먹는다. 이런 음식들이 담배나 술이나 마약처럼 중독성을 일으키고 마침내 질병으로 자신의 생을 마감한다는 생각은 전혀 하시 않는다. 심지어는 정반대의 의견까지 내민다. 돈으로 건강과 아름다움을 살 수 없다는 사실을 아는 사람은 극소수에 불과하다.

녹말이 뚱보를 만든다고?

대부분의 사람들에게 잘못 알려진 뿌리 깊은 낭설이 있다. '녹말음식을 먹지 마라, 녹말은 당으로 변해서 지방이 되니까 뚱뚱해진다'는 말이 그것이다. 그것이 사실이라면 쌀을 주식으로 하는 17억 아시아인들은 모두 뚱뚱해져야 맞다. 이 말이 사실이라면 미국으로 이민 온 일본인과 중국인과 한국인들은 더 날씬해지고 더 건강해져야 맞다.

그러나 정반대의 현상이 나타나지 않는가 말이다. 비록 지금은 그 아시아인들도 서구의 기름진 음식에 탐닉하여 점점 비만으로 가고 있다는 사실을 나도 안다. 그러나 아직도 그들은 미국인에 비해 채식을 위주로 하고 있으며, 내가 보기에 체중은 미국인의 절반에 불과해 보일 만큼 날씬하다.

감자와 옥수수와 쌀을 먹으면 뚱뚱해진다? 아주 간단하게 생각해 보자. 지구상에서 가장 젊어 보이고 건강하고 날씬한 사람들은 어느 나라 사람들인가. 일본, 중국, 한국, 태국, 필리핀 사람들인데 그들은 모두 쌀과 채소를 주식으로 한다. 멕시코의 산간 마을 사람들도 옥수수와 콩과 시금치를 주식으로 한다. 아무도 뚱뚱하지 않고 아무도 다이어트를 하지도 않는다.

파푸아 뉴기니Papua New Guinea에 있는 남자와 여자와 어린이들은 거의 매일 고구마를 먹지만, 다이어트 프로그램이라는 소리를 들어본 적이 없다. 아프리카 시골에 사는 몸매가 조각상처럼 멋지게 생긴 남자와 여자들도, 얌Yam이나 기장, 그리고 콩과 같은 것을 주식으로 한다. 세계적으로 녹말을 가장 많이 소비하는 지역에 사는 사람들일수록 날씬하고 건강하다. 깊게 조사를 하면 할수록, 이런 나라 사람들은 당뇨, 관절염, 변비, 소화불량, 심장병, 유방암 등 모든 질병에서 자유롭다. 모두 많은 양의 녹말을 주식으로 하며 모두 건강하다.

녹말은 지방을 만들지 않는다

우리 몸의 신진대사는 유전학적으로 녹말을 먹음으로써 가장 효율적으로 활성화되도록 진화해왔다. 어떠한 실험 결과도 이 기본적인 사실을 변화시킬 수 없다. 건강과 아름다움을 되찾는 최적의 솔루션은 우리가 유전되어온 대로, 진화해온 대로 먹는 것이다. 녹말을 기본으로 하는 음식 섭취는 날씬한 몸매뿐 아니라 건강을 선물로 준다.

첫째, 녹말음식은 포만감을 준다.

굶주림은 인간을 살아있게 하는 원동력이다. 그러나 당신은 평생 배고픈 채로 살 수 없다. 평생 소식을 하거나 평생 칼로리를 계산하면서 식사를 마칠 수는 없다. 당신은 90살까지 배고픔을 훈련하면서 살 수 있는가? 배고픈 상태로 평생을 살 수는 없다. 그러나 밥상 위에 음식을 가득 채우는 것은 가능하다. 고기, 생선, 계란, 우유, 유제품, 그리고 식물성기름은 체중을 불리고 병을 부른다. 녹말음식과 채소와 과일은 몸을 날씬하게 하고 평생을 건강하게 해준다.

당신은 모든 칼로리가 똑같이 체중을 불린다는 말을 들었을 것이다. 그러나 그것은 사실이 아니다. 특히, 포만감과 지방축적이라는 측면에서는 더욱 사실이 아니다. 일반적으로 단백질과 지방과 탄수화물을 영양의 3요소라 부른다. 옥수수와 콩, 감자와 쌀과 같은 녹말음식은 탄수화물과 식이섬유가 풍부한 반면 지방 성분은 매우 낮다.

포만감은 배를 가득 채우는 데서 출발한다. 치즈(1g에 4칼로리), 고기(1g에 4칼로리), 각종 기름(1g에 9칼로리)과 비교한다면 녹말식품은 1g에 1칼로리에 불과하다. 치즈나 고기의 1/4, 기름의 1/9 정도의 칼로리만 섭취하고도 포만감을 느낄 수 있다. 또한 탄수화물과 지방의 포만감을 연구한 결과에 의하면, 탄수화물은 포만감이 장시간 지속되는 반면에 지방은 그보다 훨씬 짧았다. 다른 말로 하면, 녹말음식은 장시간 포만감을 주는 반면에 지방과 기름을 먹었을 경우에는 배가 부른 상태에서도 더 먹길 원한다는 것이다.

녹말 중심 식사의 중요성을 이해하기 전에는, 나 또한 붉은 고기(탄수화물 전혀 없음), 닭고기(탄수화물 전혀 없음), 생선(탄수화물 전혀 없음), 치즈(탄수화물 2%), 동물성기름과 식물성기름(탄수화물 전혀 없음) 등으로 나의 식탁을 가득 채웠었다. 1차로 먹고 난 후에도 나는 배가 고팠다. 2차를 먹으면 뭔가 요기가 된 느낌이 들었지만 더 먹고 싶었다. 3차로 탄수화물이 든 음식을 먹고 나서야 그만 먹어야겠다는 신호를 감지하곤 했다. 과식했다는 느낌과 함께 약간 힘들다는 느낌도 들었다. 그러나 완벽하게 포만감이 들지는 않았으므로 이런 생각을 하곤 했다. '속이 좀 비어있다면 돼지고기를 좀 더 먹을 수 있는데, 약간 배고픈 것도 같고….'

이때가 좀 감정적으로 망설여지는 시간이긴 한데 결국 나는 남아 있는 음식들을 배 속에 털어 넣곤 했다. 이러한 행위는 충분히 포만감을 주는 녹말 중심의 식사로 바꾼 후에야 없어졌다. 나의 그러한 강박적인 과식 증세가 일종의 '정신질환'이라는 것도 알게 되었다. 그러나 나는 음식을 바꾸는 것만으로 그것을 간단히 치료할 수 있었다. 내가 아는 한국 친구의 말에 의하면 한국인들은 고기를 먹은 후에도 마지막으로 밥을 한 공기 먹어야 식사를 끝내는 습관이 있다고 한다. 바로 그것이다. 인간은 탄수화물을 먹어야 포만감을 느끼는 동물이기 때문이다.

둘째, 녹말은 양이 아무리 많아도 지방으로 변하지 않는다.

잘못 알려진 상식이 있다. 녹말에 있는 당은 지방으로 전환되어서 복부나 엉덩이에 저장된다는 잘못된 주장이다. 당신이 조금만 주의 깊게 연구결과를 살펴보기만 한다면 이것이 얼마나 엉터리인지 알게 될 것이다. 과학자들은 모두 그것이 사실이 아니라고 말한다. 음식을 먹을 때 녹말 속에 있는 복합탄수화물은 단순당으로 잘게 쪼개진다.

이 단순당들은 혈관에 흡수되는데, 인체에너지로 사용되기 위해서 수많은 세포로 이동된다. 만일 인체가 원하는 것보다 더 많은 탄수화물을 섭취했을 경우, 탄수화물은 간과 근육에 글리코겐의 형태로 무려 1kg 가까이 저장될 수 있다. 만일 하루 에너지 사용량과 저장(글리코겐의 형태로) 한도보다 더 많은 탄수화물을 섭취했을 경우, 체열로 발산하고 운동이 아닌 신체활동(걷기, 자판 두드리기, 정원 가꾸기 등)으로 태워 없애게 된다.

탄수화물을 지방으로 바꾸는 것은 '새로운 지방합성'De Novo Lipogenesis이라 불리는 과정을 통해서다. 돼지나 소는 이 과정을 통해서 곡식이나 풀에서 얻은 탄수화물을 농축칼로리 지방Calorie-Dense Fats으로 전환한다. 동물마다 최적의 음식이 모두 다른 것이다. 벌들도 비슷한 과정을 통하는데, 꿀(단순 탄수화물)을 밀랍(지방산과 알코올)으로 전환한다.

한편 인간은 탄수화물을 지방으로 전환하는 데 아주 비효율적이다. 일반적인 상태에서 인간은 그렇게 되지 않는다. 실험을 해보면 단순당을 아무리 많이 섭취해도 지방으로 전환되는 탄수화물은 아주 약간일 뿐이다.

예를 들어 날씬한 여성과 뚱뚱한 여성에게 보통 하루에 섭취하는 칼로리의 50% 이상(135g 정도의 정제당 수준)을 섭취하게 해도 하루에 4g 정도의 지방만 만들어낼 뿐이다. 그것은 겨우 하루에 36칼로리(이 책에서 나오는 칼로리는 실제로 Kcal이지만 편의상 칼로리라 칭하기로 한다-역자주)만 추가로 저장된다는 말이 된다. 4개월 동안 매일 그런 식으로 식사한다 해도 겨우 500g 정도의 지방만 추가될 뿐이다.

탄수화물이 지방으로 전환된다는 경고메시지는 만들어진 신화에 불과하다. 인간이 아무리 많은 양의 탄수화물을 먹더라도 신체에 저장되는 양은 아주 하찮을 정도다. 동물성지방이나 식물성지방은 전혀 다르다. 크루즈 여행을 하는 사람들은 7일 동안만 여행해도 3.5kg 정도 체중을 불려서 여행을 마친다. 뷔페에서 고기, 치즈, 기름에 흠뻑 적신 채소, 고지방 드레싱으로 포식을 하게 된다는 것은 모두가 아는 사실이다. 다시 한 번 질문해보자. 복부지방은 어디서 오는가? 되풀이하지만, 지방을 먹으면 그것이 바로 지방이 된다.(The Fat You

Eat Is The Fat You Wear.)

셋째, 지방은 굶주릴 때를 위해 저장된다.

고기, 생선, 계란, 우유, 유제품 등 고지방식품을 먹고 나면, 장이 그 지방을 흡수해서 혈관으로 보낸다. 거기에서 수만 개의 저장용 지방 세포로 전환된다. 이것은 아주 효율적인 과정이다. 입속에 들어온 지방을 인체 지방으로 전환하는 데는 3%의 칼로리만 소비된다. 이 저장 과정은 아무리 지방이 많은 음식을 먹더라도 아무런 노력 없이 자연적으로 발생한다.

인체의 지방을 화학적으로 분석해보면 보통 때 먹는 지방의 종류가 그대로 나타난다. 예를 들어 마가린과 쇼트닝 기름은 인체에 고 트랜스지방의 형태로 저장된다. 냉수성 어류를 먹으면 오메가-3 지방이 저장된다. '지금의 당신은 당신이 먹은 것의 결과물이다'You are What You Eat라는 말은 서구 음식생활을 고스란히 보여주는 좋은 격언이다. 그러나 다행히도 녹말음식은 지방을 거의 가지고 있지 않다. 너무도 간단하지 않은가.

넷째, 녹말은 생명력을 불어넣어준다.

매년 수많은 사람들이 신체가 허약해진 상태로 체중을 감량한다. 잘못된 체중감량은 질병의 원인이 된다. 가장 나쁜 예가 바로 '저탄수화물 고단백질 다이어트'이다. 이 방법은 심각한 탄수화물 결핍을 초래해서 질병(케톤증)의 원인이 된다. 사람은 보통 아프면 식욕도 잃고 체중도 감소한다. 이렇게 몸무게를 줄이는 방법은 아주 고전적인 것으로, 항암치료를 받는 환자가 체중이 줄어드는 것과 다를 바가 없다. 조금만 현명한 사람이라면 저탄수화물 요법 후의 건강상태를 금방 눈치챌 수 있다.

녹말음식을 거의 먹지 않고 단백질과 지방으로 칼로리의 대부분을 먹게 하는 황제 다이어트가 미국에서 열풍을 일으킨 적이 있다. 이 다이어트는 미국을 떠나 전 세계적으로 육식인들의 사랑을 받았다. 그러나 이 황제 다이어트를 창시한 로버트 앳킨스Robert C. Atkins 박사는 사망 당시 체중이 무려 116kg이었다. 또한 비만과 고혈압, 심장병에 시달렸던 것으로 밝혀져 충격을 주었다.

그도 결국 비만과 울혈성심부전증으로 사망하고 말았다. 여러분은 순간적으로 유행하는 신기한 다이어트에 절대 현혹되지 않기를 바란다. 인류가 진화해오면서 유전적으로 적응된 음식만이 지속가능한 다이어트라는 사실을 나는 다시 한 번 강조한다.

녹말 중심의 식사는 몸의 지방을 감소시켜 건강을 활성화시킨다. 인내심 있는 운동선수라면 탄수화물요법Carbo Loading의 효과를 누구보다 잘 안다. 인체세포에 혈액순환을 촉진시켜 피부를 맑게 하고 몸을 날씬하게 하며 운동능력을 향상시키는 그 요법 말이다. 피부가 투명하게 맑아졌다는 것은 혈액순환이 좋아졌다는 것을 증명한다. 저지방 녹말을 섭취함으로써 여드름과 지방질 피부가 개선된다. 체중이 감량되면 관절염도 자연히 치유된다. 이는 녹말 중심의 식사가 날씬한 몸뿐만 아니라 신체에 활력을 준다는 사실을 증명하는 셈이다.

날씬하고 건강한 사람이 매력 있는 이유

나는 젊은 시절에 아버님에게서 귀중한 교훈들을 배우며 자랐다. 인생에 대해 솔직한 대화를 자주 하곤 했다. 하루는 분주한 시내를 둘이 걷고 있었는데, 아버님은 내가 지나가는 젊은 여성들을 흘끔흘끔 쳐다보는 것을 눈치채고는 '네가 저처럼 매력적인 여자에게 눈길을 주는 이유는 그녀들이 건강하기 때문이다'라고 웃으면서 말씀해주셨다. 이제 막 남성호르몬으로 가득 차오르는 시절이었다. "아버지 난 여자들을 쳐다보는 게 아니에요." 얼굴이 빨개지면서 대답했지만 부끄러웠다. 나이가 좀 들어서야 아버님의 말씀이 옳았다는 것을 깨닫게 되었다.

건강해지면 매력적으로 변한다. 인간은 그렇게 유전적으로 진화해왔고, 인간이라는 종은 그렇게 번창하면서 유지되어온 것이다. 성적으로도 인간은, 만나서 유전적인 물질을 나누어 번식을 하기 위해서 건강한 사람에게 끌리는 것이다. 남자와 여자가 만나 사랑하는 기회를 강화시키는 인간의 이러한 특성은, 최고로 건강한 자손을 만들기 위해서다. 과체중, 나아가서 비만은 영양상태가 불균형하다는 것을 증명하는 것이다. 젊음은 건강과 연관되어있다.

그래서 젊은 사람들이 매력적으로 보이는 것이다. 나이가 들어감에 따라 우리의 건강도 외모와 함께 쇠퇴해간다. 이 책의 가장 중요한 이점을 꼽으라면 몸매를 날씬하게 유지해서 오랫동안 매력적인 외모를 보존하는 것이라고 감히 말하고 싶다. 플라토닉한 사랑에 있어서도 건강은 남녀를 끌어들이는 자석과 같다.

원시시대에는 생존하기 위해서 구성원들의 힘에 의존했다. 육체적으로 건강한 사람들이 사냥을 하거나 채집을 했고, 부족들은 그들에게 의지했다. 약한 사람들은 부족들에게 짐이 되었고 종종 버려지기도 했다. 같은 원리가 현대의 비즈니스 세계에도 적용된다. 외모가 건강해 보인다는 것은 이윤추구라는 회사의 목적에 큰 도움이 된다. 원기왕성한 직원은 더 열심히 더 장시간 일하고 회사의 수익창출에 공헌한다. 건강하다는 것은 다른 사람에게도 이익이 되며 개인의 성장으로도 이어진다. 이 책은 건강하고 매력적인 인간이 되는 최고의 기회를 줄 것이다. 장담한다.

소식小食의 여왕, 나의 증조할머니

우리 인간은 1인당 평생에 걸쳐 50톤 정도의 음식을 먹는다고 한다. 그런데 당신이 매년 1톤씩 배부르게 먹으면 50년을 살고 죽음을 맞이하게 되며, 그것을 반으로 나누어 조금씩 먹으면 100년을 산다는 우스갯소리가 있다. 그러나 나는 이 말이 우스갯소리로 들리지 않는다. 나는 그 실례를 직접 보면서 살아왔기 때문이다.

나의 증조할머니 로라Laura Bristow는 106세까지 사셨다. 나는 그녀가 항상 소식을 하는 것을 지켜보았다. 내가 어렸을 때 그녀는 자주 이런 말을 하셨다. "얘야, 너는 고기를 너무 많이 먹는구나. 그렇게 먹으면 점점 몸이 아프게 된단다."

세월이 흘러 31살 무렵부터 나는 채식주의자가 되었다. 증조할머니가 102세가 되던 어느 날, 내게 맥도날드 햄버거를 먹고 싶으니 운전 좀 해달라고 하셨다. 30센트짜리 햄버거였는데, 고기는 종잇장처럼 얇았고 햄버거 빵은 그보다 더 얇았는데, 안에는 피클 2조각이 들어있었고 머스터드와 케첩이 살짝 발라져있었다. 그녀는 햄버거를 4조각으로 잘랐다. 할머니는 두 조각을 드시고 나머지를 봉투에 싸서 가져가셨다.

내 증조할머니는 미국식 식사를 하셨지만 그 양이 아주 적었다. 아침에는 묽게 희석시킨 커피 한 잔만 마셨으며, 명절일지라도 레드와인 한 잔으로 만족하셨다. 나와 달리 그녀는 절제와 소식의 표상이었던 셈이다.

나는 대부분의 내 환자들처럼 절제력이 약한 사람이다. 나는 젊은 시절에 진한 커피를 머그잔으로 여러 잔 마시면서 하루를 시작했었다. 나는 모든 것을 한꺼번에 먹을 수 있는 뷔페식당과 패스트푸드식당을 즐겨 찾았다. 스트레스를 많이 받은 날에는 위스키 한두 병쯤은 거뜬히 해치웠다. 하루에 말보로 담배를 두 갑씩이나 피워댔다. 그러나 그 대가는 가혹했다. 콜레스테롤 수치는 335mg/dℓ까지 치솟았고 체중은 25kg이나 불어나서 복부수술을 하기에 이르렀다. 마침내 나는 20살도 되기 전에 뇌졸중, 즉 중풍에 걸리게 된 것이다.

대부분의 사람들은 나처럼 심각하지 않다는 사실도 안다. 그러나 대부분 그들의 인생에서 이러한 방종한 시절을 한 번쯤 경험했을 것이다. 기름진 음식을 끊임없이 먹어대는 시절을 겪어봤을 것이다. 필자처럼 격정적인 성격을 가진 사람은 절제를 하면 할수록 더 빠져들게 되고 결국 실패하기 십상이다.

'절제가 모든 것의 미덕'Everything In Moderation이라는 경구는 역사적으로 오랫동안 내려온 말이다. 그러나 그것은 과거에도 그랬고 오늘날에도 실현 불가능한 일이다. 하루에 담배를 1개비, 5개비, 10개비씩 줄여서 금연에 성공한 사람을 본 적이 있는가. 위스키를 맥주로 바꾼다거나, 하루 한 잔씩 줄여서 술을 끊은 알코올 중독자를 본 적이 있는가. 서구인들은 스테이크와 치즈와 파이에 중독되어있다. 양을 줄이거나 조금씩 횟수를 줄여서 끊는다는 것은 불가능하다고 감히 말하고 싶다. 매일 먹는 프라이드치킨, 과자, 아이스크림을 조금씩 줄여가는 것, 바로 이것이 다이어트 실패의 가장 큰 이유이다. 조금씩 줄인다고 멈추게 할 수는 없는 것이다. 우리는 모두 기름에 중독되어있기 때문이다.

서구사회에 사는 사람들이 대부분 생명을 위협하는 비만과 질병에 걸려있다는 무서운 사실은 의사들을 무장하게 한다. 그들은 완전무장을 하고 당신을 기다리고 있다. 의사들은 신이 나서 그들의 사업을 확장하고 당신의 통장에서 합법적으로 현금을 인출해간다. 막대한 비용과 노력을 요구하는 이 무지막지한 고통은 즉각적이고 완전히 사라져야 한다. 질병을 고친다는 병원과 의사의 숫자가 천문학적으로 늘어나고 있는데도 불구하고, 아버지와 남편을 심장병으로 잃었다거나, 어머니를 유방암으로 잃었다거나, 친구가 당뇨로 실명을 했다거나 하는 일들이 수없이 반복되고 있다. 이처럼 음식 때문에 일어난 비극들을 완화시키기 위해서, 우리는 그런 음식들을 지나치게 먹지 말라는 소리만 아주 가끔 들었을 뿐이다.

나는 살아오면서 학교일에나 취미나 스포츠나, 모든 면에 참 열정적이었다. 내 피부색깔과 머릿결이 그런 것처럼, 각종 연구결과로도 밝혀진 것처럼, 우리 인간의 개인적인 특성은 유전학적으로 어느 정도 결정지어진다. 인생의 초기 경험들은 나를 활동적인 성격으로 만들었다. 내가 원했더라도 나는 얌전한 사람은 못 되었을 것이다. 나는 내 인생을 사랑하지만 어렸을 때부터 약간 다혈질적인 내 성격을 그리 좋아하지는 않는다. 바로 이런 이유 때문에 나는 이 문제를 해결해보고 싶었다.

나는 지금 나의 강한 에너지를 파괴적인 것에 쏟기보다는 남을 배려하는 일에 쏟고 있다. 나는 누구의 도움 없이도 채식(자연식물식)을 할 수 있게 되었다. 다리가 불편한데도 불구하고 윈드서핑을 즐기고, 내 손자를 등에 업고 아주 멀리 산책하는 것을 즐기기도 한다. 쉽게 말해서, 인생에서 우리가 강렬히 추구해야 할 좋은 것들은 무한대로 널려있다는 뜻이다.

과도한 것과 건강이 서로 배타적일 필요는 없다. 그러나 아일랜드의 시인이자 극작가인 오스카 와일드Oscar Wilde는 이렇게 말했다. "절제는 불가피한 것이다. 지나친 것은 어떤 것도 성공할 수 없다." 나는 독자 여러분이 이 명언을 가슴에 새겨 건강생활에도 적용해서 살아가길 진심으로 바란다. 소식의 여왕 나의 증조할머니처럼 말이다.

나는 이렇게 살을 빼고 병을 고쳤다 2

• • •

제프 암스트롱 Jeff Armstrong

(캘리포니아주 새크라멘토 거주, 초등학교 미술 교사)

내가 성장기를 보내던 1950년대와 1960년대에는 고깃값이 아주 저렴했다. 1960년대 말에는 어머니가 매주 2~3번씩 스테이크를 만들어 주실 정도였다. 그렇게 고기를 먹었지만 19살까지는 비교적 날씬한 체형을 유지했다. 그러나 반전이 시작되었다. 19살 이후 내 몸무게는 늘어만 갔는데 키 193cm에 86kg이었다. 그 몸무게는 순식간에 100kg이 되었고, 대학생 때는 110kg이 되었다. 나는 너무나 빠르게 살이 찌는 것에 놀라 황제 다이어트라 불리던 앳킨스 다이어트Atkins Diet를 시도했다. 매일 아침에는 베이컨 450g, 점심 및 저녁에는 빵을 걷어 낸 햄버거를 먹었다. 몇 달 만에 살이 16kg이나 빠졌다. 기적이었다. 그러나 기적은 대가를 요구했다. 피부는 개기름이 흐르는 지성이 되었고 불면증에 시달렸다. 하루 종일 신경이 곤두서 있었다. 그리고 앳킨스 다이어트를 시작한 지 3

개월이 지나자 등과 허리가 아프기 시작했다. 한참을 지나서야 그 통증의 원인이 신장에서 비롯되었음을 알게 되었다. 동물성식품을 처리하기에 신장이 너무 피로했기 때문이었다. 기적은 그렇게 허무하게 끝났고 나는 앳킨스 다이어트를 그만두었다. 다시 '골고루 먹는 옛날방식'으로 돌아가자 체중이 6개월 만에 원위치로 돌아갔다. 아니 솔직히 말해서 5kg이 더 쪘다. 그 이후에도 각종 다이어트를 시도해보았지만 모두 실패했다. 그때 어머니를 통해서 맥두걸 다이어트McDougall Diet, 즉 자연식물식을 알게 되었다.

다시 내 생일이 돌아왔다. 중간점검의 시간이다. 오늘 나는 만 57세가 되었다. 맥두걸 박사의 자연식물식을 시작한 지 10년이 지났다. 맥두걸 박사님은 '고맙다는 말을 아무리 들어도 질리지 않습니다'라고 하셨다. 나도 이 글을 통해 고마움을 표하고자 한다. 맥두걸 박사님 덕분에 한때 137kg 나가던 몸에서 54kg이 빠져나갔다. 성인여성 한 명의 몸무게가 빠져나간 것이다. 이제 내 몸무게는 한창 날씬하던 19살 때보다도 가볍다. 맥두걸 박사님 덕분에 내 콜레스테롤 수치는 271mg/dL에서 127mg/dL이 되었다. 맥두걸 박사님 덕분에 좋아하던 청바지들이 그 어느 때보다도 몸에 잘 맞는다. 또한 몸 상태가 최상이 되었다. 관절염이 사라졌고 잠잘 때의 무호흡증도 완전히 사라졌다. 심장이 불규칙하게 뛰는 심방세동Atrial Fibrillation도 사라졌다. 지독했던 발톱진균도 사라졌다. 그야말로 다시 태어난 것이다.

내 친구들은 내가 굶주리고 있다고 생각한다. 그러나 전혀 그렇지 않다. 과일과 채소, 쌀, 콩, 옥수수, 감자 등으로 이루어진 간소한 식단이 너무나 좋다. 몇 번을 반복해서 먹어도 질리지 않는다. 나는 매일 강아지를 데리고 6~8km 정도 걷는다. 한 주에 3~4번을 가는 헬스클럽에서의 운동 시간도 너무나 기다려진다. 의사는 자기가 본 모든 환자들 중에서 나만큼 건강이 좋아지고 날씬해진 사람은 평생 3~4명뿐이라고 말했다. 그러나 맥두걸 박사님과 나는 이것이 별일 아니라는 사실을 알고 있다.

아내도 자연식물식을 시작해서 20kg 넘게 감량했다. 콜레스테롤도 80포인트나 떨어졌다. 헬스클럽에는 매주 5번씩 간다. 우리는 몸 상태를 개선하기 위해 산타로사Santa Rosa에 가서 '10일간의 자연식물식 프로그램'에 참여한다. 프로그램에 참여할 때마다, 우리가 수없이 많은 상업용 가짜 정보에 시달리고 있다는 사실을 알게 된다. 사기꾼은 말이 많고 현란하며 복잡하다. 그러나 진실은 항상 단순한 법이다.

The Starch Solution

chapter 04

동물성식품에는
3가지 독성물질이 있다

우리가 아무리 건강하더라도, 초과된 단백질은 반드시 사용료를 내야 한다. 평균적으로 우리가 70~80세를 사는 동안, 동물성식품을 소화하느라 신장 기능의 1/4을 잃는다. 초과된 단백질은 또한 뼈에 손상을 준다. 우리가 두 배의 단백질을 섭취할 때마다 소변을 통해서 배출되는 칼슘의 양이 50% 증가하는데, 이는 단백질이 주로 인체의 뼈에 있는 칼슘과 결합하여 소화되고 배출되기 때문이다.

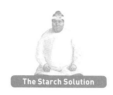

The Starch Solution

고기가 균형 잡힌 음식이라고?

녹말 중심의 식사는 몸매를 날씬하게 하고 외모를 밝게 만들어준다. 고기, 생선, 계란, 우유, 유제품을 떨쳐내고 녹말식품을 선택하시라. 당신은 에너지를 얻게 될 것이고, 전형적인 서구식 식생활로 인해 생긴 각종 질병으로부터 벗어나게 될 것이다. 왜 수술을 하거나 약을 먹이지 않고 음식만 강조하냐고 묻는 이들이 많다. 왜냐면 이것이 의사인 나에게 더 중요한 일이기 때문이다.

사람들은 균형 잡힌 음식 섭취가 건강의 지름길이라고들 말한다. 의사들이나 미농무부USDA가 보증한 말이다. 균형 잡힌 음식 섭취라… 그러나 사실 이 말이 치명적인 독극물임을 우리는 알아차려야 한다. 우리는 어렸을 때 '음식을 가리지 말고 아무거나 골고루 잘 먹어야 한다'고 배웠다. 무식하면 용감하다고 했던가? 부모님 말씀대로 용감하게 아무거나 먹었지만 지금 미국 초등학생의 50% 이상이 비만이다. 아이들은 모두 부모님의 말씀을 실천했지만 지금 살찐 돼지처럼 뒤뚱거리며 걷고 있다. 모든 질병은 위장에서 시작된다는 나의 신념은 변함이 없다. 위장을 거쳐 비만을 거쳐 질병이 된다.

몸에 안 좋은 음식에 대해 얘기할 때, 우리는 주로 '먹고 나서 즉시 고통스러운가'라는 것을 기준으로 삼는다. 우리들은 어렸을 때 학교에서, 사람들이 많은 놀이동산에 가서는 핫도그나 솜사탕을 먹지 말라고 배웠다. 여행할 때는 위생이 좋지 않은 장소, 또는 박테리아에 대비해서 빨간 병에 든 제산제를 가지고 다니기도 했다. 아마도 뉴스에 나오는 대로, 살모넬라균처럼 식중독을 일으키는 음식을 피하기 위해서 그랬을 것이다.

그러나 당신이 깨닫지 못하는 것이 있다. 지금 먹은 음식이 당장 아프지 않다는 것은 오히려 더 위험할 수 있다는 말이다. 오히려 장기적으로 더 큰 문제가 될 수 있다. 고기, 생선, 계란, 우유, 유제품 등은 장기적으로 독성이 있지만, 아주 큰 병이 난 것처럼 당장 위험해 보이지는 않는다. 그런 음식을 먹고 1년이 지났는데도 별문제가 없었기 때문이다. 당연히 이런 음식이 심장병, 암, 관절염의 원인이라고 상상하지 못하게 된다.

몸에 해로운 음식을 먹고 나서 증상을 느끼기까지 시간이 오래 걸리기 때문에 당신은 그 음식이 안전하다고 믿는다. 사실 단백질, 지방, 콜레스테롤, 메티오닌(유황이 함유된 아미노산) 등의 과잉 섭취는 그런 음식을 처음 입에 넣을 때부터 험난한 여정이 아주 서서히 시작된다. 서서히 시작되어 서서히 고통을 준다는 말이다. 담배가 그렇고 알코올이 그렇지 않던가? 도박이 그렇고 마약이 그렇지 않은가 말이다. 광우병의 잠복기가 10년이 넘는다는 사실을 당신은 알고 있지 않은가? 베트남 전쟁에서 뿌려진 살충제, 고엽제의 잠복기가 20~30년이라는 사실을 당신은 알고 있지 않은가? 그 잠복기가 지나면 거의 대부분 '평생불구' 또는 '사망'에 이른다는 사실도 당신은 알고 있지 않은가 말이다.

우리는 통념에 사로잡혀 살고 있다

우리가 먹은 음식의 결과가 즉각적으로 나온다면 어떨까? 예를 들어 계란프라이를 먹고 나서 바로 가슴통증이 온다면? 갈비를 먹고 나서 갑자기 중풍이나 마비 증세가 온다면? 치즈샌드위치를 먹고 1주일이 지나서 암 덩어리가 생긴다면? 당신은 계속해서 그 음식들을 먹게 될까? 그런 사람은 아무도 없을 것이다. 음식 때문에 생긴 통증이나 질병이 그렇게 빨리 밝혀진다면 동물성음식의 심각한 위험을 금방 눈치챌 것이다. 그러나 결과가 즉각적으로 나타나지 않는 것이 오히려 더 위험할 수 있다. 우리가 눈치채지 못하게 서서히 우리를 병들게 하기 때문이다. 그래서 이들 음식들이 우리에게 어떤 영향을 미치는지 좀 더 자세히 알아볼 필요가 있는 것이다.

음식을 선택하는 것은 다른 라이프스타일을 선택하는 것과 매우 다르다. 담배 한 갑을 태워서 일주일 후에 인공호흡기를 달게 된다든가, 양주 한 병을 마신 후 금방 간의 손상이 오거나 혼수상태가 된다든가 한다면 이런 독극물을 선택하는 사람은 거의 없을 것이다. 그러나 사람들은 그것을 선택한다. 다음 날 약간 속이 쓰리거나 머리가 띵하더라도, 그 순간에 경험할 수 있는 즐거움이 나중에 오는 고통을 순간적으로나마 지워버릴 수 있기 때문이다. 흡연과 음주의 위험성과 육식의 위험성에는 한 가지 기본적으로 다른 것이 있다. 담배와 술의 위험성은 모든 사람들에게 알려져있지만 육식의 위험성은 거의 알려져있지 않다는 사실이 그것이다.

우리는 통념에 갇혀 살아간다. 많은 사람들이 그렇다고 하면 사실로 믿어버린다. 특히 전문가라고 여겨지는 의사들이 하얀 가운을 입고 TV에 나와 소리 높여 외치면 정답으로 인정해버린다. 고기, 생선, 계란, 우유, 유제품 등은 우리 인간에게 필수불가결한 음식이라고 알려져 있다. 대부분의 사람들은 아주 위험한 음식을 영양이 풍부하다고 믿는다. 고기를 먹어야 힘을 쓴다고 공공연히 말한다. 그들은 지방이나 콜레스테롤 등을 지나치게 섭취하는 것은 건강에 매우 안 좋다고 이해하고 있다. 그런데도 멈추지 않고 먹어댄다. 양심적인 사람들을 격하시켜서 깐깐한 사람으로 치부하기도 한다. 당신을 서서히 죽여가는 음식이 더 위험하다고 말하는 사람을 까탈스럽다고 비난한다.

아무도 우리에게 이런 음식들이 위험하다고 말해주지 않았기 때문에, 우리는 이런 음식들의 본질적인 위험을 간과해왔다. 의사, 영양학자, 그리고 식품업계를 대변하는 광고와 홍보에 질질 끌려왔다는 말을 하고 싶다. 물론 그들이 의도적으로 우리와 우리 가족들을 병들게 하려는 것은 아니다. 그들에게 그것은 단순히 비즈니스일 뿐이다. 나는 그 판매자들 역시 상업자본주의의 불쌍한 희생양이라고 생각한다.

독은 사람을 금방 죽이고, 육식은 천천히 죽인다

식품회사들은 상품판매를 촉진시키기 위해 저마다 '독특한 마케팅'을 사용한다. 고기, 생선, 계란, 우유, 유제품 등 무엇이든지, 그들 제품을 사 먹으면 얼마나 건강이 좋아지는지 홍보한다. 이런 마케팅은 우리에게 '우유와 치즈는 칼슘을 공급하기 때문에 뼈가 튼튼해진다'는 확신을 갖게 해주었다.

소고기는? 그렇다. 엄청난 철분을 공급해준다. 닭고기는? 그렇다. 특히 기름기 없는 닭가슴살은 놀라운 단백질의 원천이 된다. 생선은? 두뇌를 명석하게 해주는 오메가-3 지방산을 듬뿍 선사한다. 그러나 이것들은 이들 식품업계가 당신에게 확신을 주기 위해 당신에게 필요한 말만 한 것이다. 그렇다면 그 반대편에 있는 부정적인 말은 들어본 적이 있는가? 그들은 그 식품 안에 있는 모든 스토리를 다 얘기한 것일까?

육류업계와 낙농업계는, 칼슘과 철분과 단백질은 많으면 많을수록 좋은 필수 영양소라고 주장한다. 이를 위해 모든 마케팅 노력을 해왔다. 식품업계와 건강보조식품업계는 어떤 영양소가 부족하면 병이 생기는 것처럼 선전해오고 있다. 이런 성분이 필수적인 것은 사실이다. 그러나 육류업자와 제약업자들이 당신에게 말하지 않은 것이 있다. 어떤 영양소가 부족해서 발생하는 질병은 거의 없다는 것과, 일반적인 식물성음식만 먹어도 칼슘과 철분과 단백질을 모두 충족시킬 수 있다는 사실이다. 전혀 부족함이 없다는 사실이다. 이것은 매우 중요하다.

사실 고기, 생선, 계란, 우유, 유제품이 영양학적으로 최상의 음식이라는 증거는 어디에도 없다. 사실 한쪽의 영양이 지나치게 많다는 것은 다른 쪽이 결핍되었음을 의미한다. 우유와 치즈는 철분이 결핍되어있고, 붉은색 고기와 닭고기, 달걀(껍질은 제외)에는 칼슘이 거의 없다. 균형 잡힌 음식이라고 불릴 수 없는 것들이다. 만약 당신이 이런 음식들을 먹었다면, 한쪽 영양분은 지나치게 섭취했고 다른 쪽 영양분은 거의 섭취하지 못했다는 것을 의미한다. 당신이 어떤 성분을 지나치게 먹었다는 것은 진짜 위험에 처해있다는 것을 뜻한다. 관련된 증거는 너무나도 많다.

나는 50여 년 동안 의사로 일해왔다. 그러나 나는 상한 음식을 먹거나 알려지지 않은 알레르기 때문에 찾아온 환자를 제외하고는, 감자나 고구마, 옥수수나 콩, 과일과 채소를 먹고 병이 난 환자를 단 한 명도 보지 못했다. 단연코 양심을 걸고 말할 수 있다. 나는 매일 육식으로 인해 심각한 질병을 갖게 된 수많은 환자를 만난다. 심장병, 중풍, 제2형 당뇨, 관절염, 골다공증, 암 등 헤아릴 수가 없다.

그 음식들을 각종 첨가물과 화학제품을 사용하는 대형 식품회사에서 가져왔는지 아닌지는 상관없다. 믿을 만한 유기농 농부에게서 사 왔어도 관계가 없다. 앞마당에 있는 조그만 닭장에서 가져왔다고 해도 관계가 없다. 만일 당신이 서양사람들처럼 동물성식품을 섭취한다면 그것이 바로 질병의 원인이 된다. 당신은 또 왜냐고 반문한다. 단연코 얘기한다. 동물성식품은 인간을 위한 음식이 아니기 때문이다.

동물성식품은 모두 똑같이 나쁘다

우리는 이런 말을 듣는다. 소꼬리를 고아 먹으면 원기가 회복된다, 돼지고기는 구워 먹는 것보다 삶아 먹는 것이 좋다, 오리고기 기름은 다른 기름과 달라 몸에 좋다, 동물의 간은 눈을 좋게 한다…. 장담하건대 나도 이런 말로 책 한 권을 채울 수 있다. 그러나 모든 동물성식품은 영양학적으로 거의 똑같다. 숯불에 구운 소고기든, 돼지고기, 양고기, 닭고기, 닭이나 오리에서 나온 달걀까지, 또는 우유, 염소젖, 양젖 모두 똑같다. 식품제조업자들은 색다른 마케팅을 활용해서 당신을 현혹시키겠지만, 영양성분에 관한 한 거의 대동소이하다.

표에서 보는 것처럼 동물성식품은 막대한 양의 단백질과 지방과 콜레스테롤을 만들어낸다. 당신이 이것들 중에서 한 가지를 먹든, 모두 섞어서 한꺼번에 배 속에 넣든 마찬가지다. 우유와 꿀에 있는 단순당을 제외하고, 어떤 동물성식품에도 탄수화물은 들어있지 않다. 또한 불순물과 독소제거에 반드시 필요한 식이섬유도 없음은 물론이다. 탄수화물 제로, 식이섬유 제로라는 말이다.

동물성식품처럼, 녹말식품들도 전체로 놓고 보면 성분이 서로 유사하다. 식물성식품은 탄수화물과 식이섬유가 많고 지방이 적을 뿐 아니라 콜레스테롤도 거의 없다. 그렇지만 모든 성분이 과도하지 않고, 단백질 성분도 알맞게 함유되어있다. 달리 말하자면, 몸에 좋은

➔ 동물성식품과 식물성식품의 3가지 주요영양소 비교

	소고기	닭고기	치즈	달걀	평균
단백질	37	46	25	32	35
지방	57	51	74	61	61
콜레스테롤	32	36	26	272	92

	콩	쌀	감자	고구마	평균
단백질	27	9	8	7	13
지방	4	8	1	1	4
콜레스테롤	0	0	0	0	0

• 참고: 단백질과 지방은 전체 칼로리에서 차지하는 비율, 콜레스테롤은 100칼로리 당 mg으로 계산했음.

것은 적당하고 몸에 나쁜 것은 거의 없다는 말이 된다.

육식의 3가지 독소: 단백질, 지방, 콜레스테롤

지구상의 공기는 질소 78%와 산소 21%, 나머지 기체(수소, 이산화탄소 등) 1%로 구성되어있다. 만일 일정 기간 질소가 100%가 된다거나 산소가 50%가 된다거나 수소가 10%가 된다거나 하면 우리 인간은 지구상에 존재하지 않을 것이다. 몸에 좋다는 산소가 그렇게 많아도 우리는 죽는다. 어떤 성분이 과도하게 많을 때 그것은 독이 된다.

우리의 몸도 이와 똑같다. 인간의 몸은, 단백질과 지방, 그리고 콜레스테롤이 균형 잡혀있을 때는 조절이 가능하다. 몸에서 필요한 그 이상의 성분을 섭취하면, 잉여 성분들은 몸에서 독이 된다. 전형적인

→ 동물성식품과 녹말식품의 성분비교

	동물성식품	녹말식품	비교
단백질	35	13	3:1
지방	61	4	15:1
콜레스테롤	92	0	100:1

• 참고: 단백질과 지방은 전체 칼로리에서 차지하는 비율, 콜레스테롤은 100칼로리 당 mg으로 계산했음.

서구의 식생활에서는 이런 독성물질들이 매일매일 인체시스템을 교란시킨다. 도표에서 보듯이, 동물성식품들은 과잉 영양분으로 우리 신체를 힘들게 한다.

이러한 독성물질을 섭취한다고 해서 당장 죽지는 않겠지만, 효과는 서서히 누적되고 축적되어간다. 단백질을 지나치게 섭취하면 뼈는 계속해서 악화된다. 과잉의 지방과 콜레스테롤은 혈관을 막히게 하고 암의 위험성을 증가시킨다. 사실 이 3가지(인체가 사용할 양보다 엄청난 양의 단백질, 지방, 콜레스테롤이 동물성식품에서 발견된다)는 여러 면에서 인간에게 위험하다. 이 3가지 잠재적인 독성물질에 대해 좀 더 자세히 알아보자.

독성물질: 단백질

우리 몸에서 필요한 것보다 더 많은 단백질을 과잉 섭취하면 어떻게 될까? 우리 몸은 이를 눈치채고 잉여 단백질을 배출할 장소를 찾게 된다. 간과 신장이 이 역할을 주로 맡게 된다. 그래서 고기를 많이 먹게 되면 소변과 땀에서 강한 암모니아 냄새가 난다. 서양인에게서 체취가 많은 이유도 바로 이 때문이다. 몸 냄새가 많이 나는 사람은 반드시 동물성식품을 좋아하는 사람이다.

아무리 목욕을 하고 향수를 뿌려도 소용없다. 몸 안에서 계속 독소가 뿜어져 나오는데 무슨 소용이 있겠는가. 입 냄새가 난다고 아무리 이를 닦아도 소용이 없다. 입에서 냄새가 나는 게 아니라 몸 안에서 고기 썩는 냄새가 나기 때문이다. 동양인에 비해서 서양인의 몸에서 악취가 많이 나는 것은 바로 이 때문이다.

우리가 아무리 건강하더라도, 초과된 단백질은 반드시 사용료를 내야 한다. 평균적으로 우리가 70~80세를 사는 동안, 동물성식품을 소화하느라 신장기능의 1/4을 잃는다. 신장과 간은 서로 타협하면서 노력하지만, 과잉 단백질은 우리 몸의 기능을 더욱 쇠약하게 할 뿐이다. 초과된 단백질은 또한 뼈에 손상을 준다. 우리가 두 배의 단백질을 섭취할 때마다 소변을 통해서 배출되는 칼슘의 양이 50% 증가하는데, 이는 단백질이 주로 인체의 뼈에 있는 칼슘과 결합하여 소화되고 배출되기 때문이다.

독성물질: 지방

2007~2008년도 연구결과는 놀랍다. 미국 성인의 68%가 비만인 것으로 밝혀졌다. 일반적인 사람들의 BMI(Body Mass Index) 지수(체질량 지수: 몸무게(kg)를 키(m)의 제곱으로 나눈 값)가 18.5~28.5인 데 반해 미국인들은 25~30으로 나왔기 때문이다. 무려 33.8%나 초과된 것이다.

인체는 섭취한 지방을 힘들이지 않고 즉시 몸에 지방으로 저장한다. 초과된 지방은 간이나 심장에 저장되기도 한다. 그런데 인체조직에 저장된 지방은 인슐린 저항성이라 불리는 질병의 보증수표가 된다. 인슐린 저항성은 심장병, 중풍, 제2형 당뇨의 일등공신이다.

체중이 증가하면 관절에도 스트레스를 주는데, 이것이 엉덩이와 무릎의 관절염으로 이어진다. 과도한 지방 섭취와 체중증가는 인체의 전반적인 세포신진대사를 바꿀 뿐 아니라 암으로 발전하도록 자극한다.

독성물질: 콜레스테롤

콜레스테롤은 거의 동물성식품에서만 발견되는 것으로 식물에서는 발견되지 않는다. 다른 동물들처럼 인간도 우리 몸에 필요한 콜레스테롤을 생산한다. 그러나 불행히도 우리 몸은 과도한 잉여물을 제거하는 데 그리 효율적이지 못하다. 생산량 중에서 약간의 초과분만 배출할 뿐이다.

우리가 동물성식품을 먹어서 콜레스테롤을 대량으로 몸에 집어넣으면, 잉여 생산물은 우리 피부와 힘줄과 동맥에 쌓이게 된다. 결과적으로 심장과 뇌로 가는 혈관에 질병을 일으키는 제1의 원인이 된다. 쉽게 말해 심장병과 중풍에 걸린다는 말이다. 콜레스테롤은 암의 발병과도 연관이 매우 깊다.

녹말은 해독식품이다.

동물성식품의 섭취를 줄이거나 없애기만 하면 위의 3가지 독성물질 때문에 신음하는 고통에서 해방될 것이다. 또한 박테리아, 바이러스, 기생충, 프리온 질병(광우병과 같은)의 감염에 노출되는 위험성이 크게 줄어들 것이다. 이런 독성음식을 제거하는 가장 좋은 방법은 통곡물과 콩과식물, 그리고 각종 채소와 과일로 당신의 식사를 바꾸는 것이다.

이러한 음식들은 필요한 영양을 충분히 제공할 뿐만 아니라, 알맞은 칼로리와 에너지를 주고 포만감까지 선물로 주게 될 것이다. 당신이 비록 지나친 육식으로 몸이 병들어있다고 하더라도 희망은 있다. 녹말은 엄청난 능력으로 당신의 몸을 치유하게 될 테니까 말이다.

• • •

로버트 크로스 Robert Cross

(캘리포니아주 새크라멘토 거주, 변호사)

나는 심장 방사능 검사 날짜가 다가오자 가슴이 쿵쾅 뛰었다. 그 전해의 검사 결과에 따르면, 심장 부위에 혈액이 너무 적게 흐른다고 판명되었기 때문이었다. 작년 러닝머신 테스트 때에는 가슴도 좀 아팠다. 최대 심박수도 62세 동년배의 85% 수준 정도밖에 되지 않았다. 의사는 투약과 혈관조영술Angiogram, 혈관성형술Angioplasty(심장수술의 일종)을 권했다. 나는 수술과 그에 따르는 부작용을 피하고 싶었다. 그래서 맥두걸 박사님의 자연식물식에 도전했다. 인터넷에서 정보를 접한 후 녹말 위주의 식이요법을 시도했다. 불과 며칠 만에 운동할 때 늘 느껴지던 흉통이 사라졌다. 1년 후에는 콜레스테롤 약을 끊게 되었다. 총콜레스테롤 수치가 294mg/dL에서 160mg/dL로 떨어졌다. 몸에 좋지 않은 LDL 콜레스테롤 수치는 212mg/dL에서 60mg/dL로 떨어졌다. 혈압약도 끊게 되었다.

병원 진료실에서 오늘 잰 내 혈압은 110/75mmHg로 완벽히 정상이 되었다. 당뇨약도 끊었다. 그리고 당뇨병 관리를 위한 혈당 테스트인 '헤모글로빈 A1C 수치'는 약 6%로 정상이다. 지난 1년간 몸에서 빠져나간 살덩이가 무려 27kg이 넘는다.

이런저런 수치들이 정상으로 돌아오고 약을 끊게 되니 마음이 너무 편해졌다. 가벼워진 몸에 에너지가 넘치자 10년은 더 젊어진 느낌이었다. 그래도 아직 다음 번 검사는 신경이 쓰였다.

두 번째 심장 테스트 때는 러닝머신을 달려도 통증이 없었다. 심박이 분당 160까지 올라갔는데도 말이다. 의사가 예측한 수치를 한참 뛰어넘는 심박수였다. 러닝머신을 멈추었을 때도 얼마든지 더 할 수 있을 것 같았다. 과거에 피를 충분히 받아들이지 못하던 내 심장이 이제는 완벽히 제 기능을 하고 있었다. 의사들이 말한 사소한 문제만 빼면 아무 문제가 없었다. 의사는 테스트 결과가 완벽히 정상이라고까지는 말하지 않았다. 그러나 결과가 놀랍도록 좋아졌으며, 약간의 이상만 있는 정도라고 말해주었다. 굳이 테스트를 하지 않아도 나 스스로 자연식물식을 통한 내 몸의 변화를 확실히 느끼고 있었다. 그 이후로 나는 4년 넘게 자연식물식을 계속해오고 있다. 나는 아주 쾌적한 내 몸의 상태가 좋다. 총콜레스테롤은 139다. 체중도 2.3kg 더 줄었다. 이제 내 인생에서 약을 먹을 일은 전혀 없다고 장담할 수 있다.

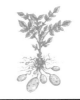

The Starch Solution

chapter 05

녹말은 어떻게
인간의 질병을 치유하는가?

그녀의 식단에서 동물성단백질을 추방하자, 그녀의 몸은 관절을 공격하는 항체의 생산을 즉각 중단했다. 나는 여러 번 그 광경을 지켜보았다. 너무도 빠르게 통증과 부기가 가라앉았다. 몸은 계속된 자가치유를 통해서 4~7일 만에 고통스런 염증을 가라앉혔다. 4달 동안 식용유 같은 각종 정제기름(식물 자체에 원래 함유된 기름과 구분해서)을 끊고 식단에서 동물성식품을 제거한 결과였다. 관절염에 걸린 환자들의 70%는 거의 며칠 만에 드라마틱하게 건강이 회복되었다.

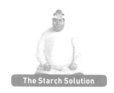

The Starch Solution

해결방법은 너무 간단하다

서구 선진국에서 병에 걸린 사람의 3/4 정도는 비만, 심장병, 제2형 당뇨, 관절염, 암 등의 만성적인 질병으로 고생한다. 이 사람들이 공통적으로 먹는 음식은 무얼까? 육류와 유제품과 지방, 그리고 가공식품이다. 원인을 알면 해결방법은 의외로 간단하다. 이런 음식은 몸에 찌꺼기를 만들고 쓰레기를 쌓는다. 그러면 어떻게 해야 할까? 그렇다. 몸을 청소하는 음식을 먹으면 된다. 동물성음식 대신에 녹말음식과 채소와 과일로 음식습관을 바꾸기만 하면 된다. 그렇게만 하면 육체적으로나 경제적으로 엄청난 고통을 안겨주는 만성질병을 뿌리째 뽑을 수 있기 때문이다.

우리 인간의 몸은 매우 복잡한 구조로 되어있다. 그러나 의외로 단순한 면도 있다. 몸을 정상상태로만 되돌려주면 의외로 빨리 회복된다는 말이다. 이것은 내가 자신 있게 말할 수 있다. 수많은 환자를 음식으로 치료해본 나의 경험이 이를 증명한다. 녹말음식은 탄수화물, 단백질, 식이섬유, 지방, 비타민, 미네랄, 항산화물질을 조화롭게 제공해서 몸을 즉각적으로 회복시킨다. 질병을 일으키는 음식과는 달리 녹말음식에는, 몸에 치명적으로 해가 되는 콜레스테롤, 트랜스지방, 동물성단백질, 화학적 독성물질, 질병유발 미생물이 거의 없기 때문이다.

음식만 바꾸면 의외로 빨리 치료된다

건강이 계속 악화되고 있다고 해서 인생이 끝났다고 생각하는 것은 어리석은 일이다. 몸은 끊임없이 스스로 치료를 계속할 것이다. 나는 잘못된 음식습관 때문에 발생한 질병으로 고생하고 있는 수많은 환자들을 만나왔다. 질병은 계속 악화되었고 진전이 거의 없었다. 그러나 일단 치유가 시작되기만 하면 정반대의 현상이 나타났다.

치유의 속도가 질병의 속도를 넘어서는 것이다. 악화되는 속도보다 치유되는 속도가 훨씬 빨라지기 때문이다. 악화되기만 했던 질병이 마침내 멈추고 깨끗하고 완벽한 치유의 시간을 맞이하는 수많은 환자를 접해왔다. 50여 년 동안 말이다.

비만과 질병은 그리 오래 계속되지 않는다는 것을 명심하길 바란다. 비만과 질병은 반드시 역전된다. 회복은 의외로 오래 걸리지 않는다. 우리 힘으로 얼마든지 해법을 찾을 수 있다. 비만과 질병의 속도를 역전시키겠다는 의지만 가지고 있다면 금방 역전된다. 이 모든 변화를 가능하게 하는 핵심은 과일과 채소, 그리고 녹말 중심의 식사로 바꾸는 것이다. 앞에서 언급했던 3가지 독성물질(과도한 단백질, 지방, 콜레스테롤)은 몸에서 제거될 것이다. 식물성음식에서 발견되는 완벽한 치유물질들이 당신의 몸을 날씬하고 건강한 상태로 만들어줄 것이기 때문이다.

인간의 몸은 스스로 치유하는 능력이 있다

인간의 몸은 잘못된 습관이 만들어낸 질병을 스스로 회복시키는 능력이 있다. 지금이라도 나는 수많은 실례를 들 수 있다. 가령 흡연자는 폐를 자극하는 수없이 많은 독성물질들을 매일 들이마신다. 폐는 흡연자의 기침을 통해서 계속해서 담배연기와 싸움을 벌인다. 독성물질을 배출하기 위한 노력의 일환으로 가래침을 생산해낸다. 담배에 있는 니코틴은 중독성이 있으므로, 계속해서 매일매일 폐를 공격한다. 결과적으로 폐의 일부가 손상된다. 마침내 폐의 능력은 급격히 감퇴되고 폐기종으로 발전된다. 이런 만성적인 질병은 폐암의 원인이 된다. 그러나 심각한 폐질환이더라도 극복이 불가능한 것은 아니다. 많은 흡연자들은 회복될 수 없을 정도로 악화되기 전에 담배를 끊게 된다. 폐는 폐가 가진 능력을 최대한도로 발휘해서 스스로를 치료한다. 전에 흡연을 했었더라도 깊은 심호흡을 할 수 있게 되는 것이다.

알코올로 인한 간손상과 태양에 과도하게 노출되어 발생한 피부 손상도 잘못된 습관으로 인해 발생한 예가 될 것이다. 이 같은 경우, 스스로 치유하기 위한 가장 첫 번째 시도는 염증이다. 자가치료를 하기 위해 혈장과 백혈구(질병을 치료하는 하얀 옷의 간호사라고 생각하면 이해가 쉽다)가 혈액으로부터 상처 입은 부위로 이동하면서, 세포가 뜨거워지고 부어오르며 통증이 생기는 것이다. 염증과 통증은 질병이 아니다. 몸이 자가치료를 하고 있다는 증명이 되는 셈이다.

염증과 통증에 감사하시라. 당신이 염증과 통증이라는 선물을 거부하고 약물로 그것들을 멈추게 하는 행위는, 도둑이 집에 침입해서 경보기가 울리는데, 시끄럽다고 경보기 스위치를 내리고(약을 먹고) 침대로 돌아가 잠을 청하는 것과 똑같다. 염증과 통증은 면역시스템을 작동시켜 건강을 개선시키려는 생화학적 자가치유, 그 이상도 이하도 아니다.

자연치유의 증거는 너무도 많다

나는 의사로서 몸이 스스로 자가치유하는 경험을 수도 없이 목격했다. 기적적인 자가치유의 한 예를 들어보겠다. 하와이 퀸즈 메디컬 센터에 근무할 때의 일이다. 어느 날 저녁, 오토바이 사고로 중상을 입은 젊은 환자가 응급실에 실려 왔다. 왼쪽 넓적다리뼈에 심한 손상을 입은 환자였다. 30cm 정도 찢어진 왼쪽 팔뚝에서는 붉은 피가 흘렀다. 도로에서 미끄러지면서 왼쪽 뺨과 이마도 심하게 긁혀있었다. 엑스레이를 찍어보니 두개골 골절이 있었고 갈비뼈도 부러진 상태였다. 살아날 가능성이 별로 없어 보였다.

응급실에서 곧바로 환자의 뼈를 원래대로 위치시켜놓고 봉합수술을 했다. 그러나 나도 장담할 수 없었다. 대형사고 후에 완전히 회복된다는 것은, 전적으로 신의 힘이나 환자의 신체적 회복능력에 기대는 수밖에 없음을 잘 알고 있었기 때문이다.

사고 후에 곧바로 오토바이 청년의 몸이 스스로 자가치료를 하기 시작했다. 혈소판과 혈액 응고성 단백질이 투입되어 혈관으로 새어 나오는 피를 멎게 했다. 몇 시간이 지난 후에, 백혈구 세포가 감염을 방지하기 위해 상처 부위로 몰려들었다. 찢어진 피부와 부서진 뼈 사이로 액체가 흘러들었다. 그의 뼈가 제자리를 찾는 것을 돕도록, 넓적다리와 어깨와 얼굴의 부은 상태가 몇 주간 지속되었다. 그가 몸을 심하게 움직이지 못하도록 통증이 계속되었다. 통증도 치료에 합류한 셈이다.

곧바로 손상된 조직이 스스로 회복하기 시작했다. 섬유모세포가 부드러운 조직으로 변했으며 조골세포 또한 부러진 뼈를 회복시키기 시작했다. 몇 개월 지나 복제세포가 새로운 근육과 피부와 뼈를 생성시켰다. 그의 몸은 마침내 사고 전의 기능을 거의 회복했고, 외모까지 전과 비슷하게 리모델링시킨 것이다.

중상을 입은 지 1주일도 지나지 않아서, 이 용감한 사나이는 목발을 짚고 일어서서 걷게 되었다. 10일이 지나자 다리와 어깨의 상처에서 실

밥이 떨어져 나왔다. 6주가 지나자 얼굴에서 딱지가 떨어져 나와 예전의 핑크색 피부를 되찾았다. 턱수염도 왕성하게 나오기 시작했다. 7주가 지나자 갈비뼈가 단단해지고 통증이 없어졌으며, 3개월이 지나자 절뚝거리지 않고 스스로 걸을 수 있게 되었다. 몸의 통증은 거의 사라졌지만 마음에는 큰 상처가 남았다. 곧바로 엄청난 사고의 위험을 되풀이하지 않기 위해 그 오토바이를 팔았음은 당연한 일이다.

3달 동안의 여행(중상을 입은 직후부터 완벽히 회복되기까지)은 단지 기적이라고만 볼 수 없었다. 그의 부상은 단 한 번의 엄청나게 강력한 충돌 때문이었다. 그러나 내가 여기서 다루고자 하는 만성적인 질병들은 장기간에 걸쳐 발생한, 미세하게 작은 수백만 개의 손상에 관한 것이다. 만성적인 질병의 경우 빈도나 충격 정도에 따라 다르게 나타나지만, 회복되는 메커니즘은 거의 동일하다는 사실을 강조하고 싶다.

오토바이 사고처럼 엄청난 부상에도 인간의 몸이 스스로 회복한다면, 심장병이나 관절염, 암과 같은 만성적인 질병도 충분히 치료할 수 있다는 확신을 갖게 되었다. 나는 수없이 많은 환자들을 만나왔다. 인간의 몸이 스스로 회복하는 광경을 무수히 지켜보는 것은 마치 매일매일 기적을 보는 것과 다를 바가 없다.

심장병도 자연치유된다

나는 나의 치료방법을 맥두걸 다이어트McDougall Diet라고 명명했는

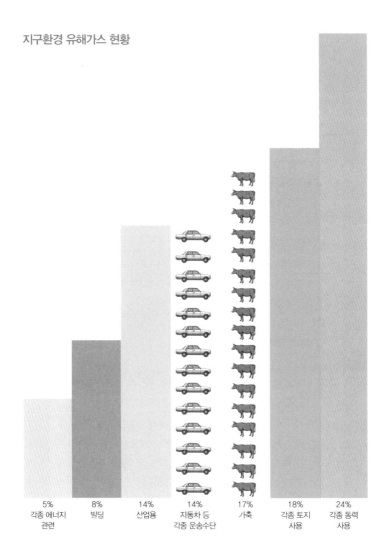

지구환경 유해가스 현황

5% 각종 에너지 관련	8% 빌딩	14% 산업용	14% 자동차 등 각종 운송수단	17% 가축	18% 각종 토지 사용	24% 각종 동력 사용

데, 나의 추종자(?)들은 그들의 성공스토리를 다른 사람과 공유하고 싶어 했다. 나의 웹사이트(www.drmcdougall.com/star.html)에 들어오면 각종 성공사례, 사진, 비디오를 볼 수 있을 것이다. 이 스토리를 통해

→ 가축산업이 환경에 주는 악영향

- 축산업은 전 세계의 유해가스 생산량 중 18%(이산화탄소로 환산)를 생산하고 있다. 반면 운송수단이 생산하는 유해가스의 비중은 13.5%다.
- 가축들은 아산화질소, 메탄, 암모니아 등의 다른 유독가스들도 생산한다.
- 아산화질소의 지구 온난화 효과는 이산화탄소의 296배이고 메탄은 이산화탄소의 23배나 된다.
- 암모니아는 산성비를 내리게 해서 생태계를 산성화시킨다.
- 현재 파괴되고 있는 주요 생태계 24개 중 15개가 가축산업 때문인 것으로 밝혀졌다.

토지의 파괴

- 풀을 먹는 가축의 사료를 만들기 위해 지구상의 얼음이 없는 육지 중 무려 26%, 경작지의 1/3이 사용되고 있다.
- 새 경작지를 확보하기 위해 삼림을 없애는 것이야말로 삼림 파괴의 주된 원인이다. 라틴 아메리카의 아마존 우림 중 70%가 경작지로 바뀌었다. 지구의 폐로 불리는 이 우림은 대기 중의 온실가스를 없애는 데 필수적인데도 말이다.

수자원의 파괴

- 축산업계는 지구의 수자원을 가장 많이 사용하는 곳 중 하나다. 축산업계의 활동은 물속 미생물의 증가, 산소의 감소, 산호

초 침식의 주범이다.

● 가축은 수자원을 오염시킨다. 배설물, 항생제, 호르몬, 가죽을 만드는 공정에 사용되는 화학물질, 작물을 키우는 데 사용되는 살충제와 비료 등이 그 구체적인 오염원이다.

● 미국의 가축들은 토양과 퇴적층 침식의 55%를 차지한다. 강과 호수의 오염(살충제로 인한 오염의 37%, 항생제로 인한 오염의 50%, 질소와 인으로 인한 오염의 33%) 대부분을 차지하고 있다.

● 너무 넓은 면적에 과도 방목이 이루어지면서 물의 순환이 방해받고, 지상과 지하의 물 공급 능력이 약화된다.

생물종의 파괴

● 넓은 지역에 가축들이 살게 되면서 식량 작물들을 먹어치우면, 생존 경쟁력이 떨어지는 동식물의 멸종을 초래한다.

출처: Livestock's Long Shadow: Environmental Issues and Options, United Nations, 2006

서 인체의 놀라운 자연치유능력을 이해하게 될 것이고, 인간이라는 동물로 태어난 자부심도 갖게 될 것을 믿는다.

60년 넘게 소고기, 닭고기, 우유, 치즈를 매일 먹어온 로버트^{Robert}는 결국 병에 걸리고야 말았다. 이러한 음식들은 혈관의 내부 벽에 발진성 상처를 야기한다. 일부 상처는 파열되기도 해서 혈전을 만드는 원인이 된다. 상처가 치유되면서 그 주변에 생긴 흉터조직은 동맥을 더 막히게 해 심장으로 가는 혈액의 흐름을 감소시킨다. 검사를 하기 전에는 운동할 때마다 가슴통증이 생기는 이유를 몰랐다. 콜레스테롤 수치와 혈압 그리고 당 수치가 높다는 것은 알고 있었다. 그의 담당의사는 심근경색과 중풍의 위험이 있다고 알려주었다.

육류를 완전히 끊고 녹말음식과 채소와 과일 중심의 식단으로 바꾸고 난 후, 로버트는 엄청난 신체의 변화를 경험했다. 콜레스테롤 수치, 혈압, 당 수치가 완전히 정상으로 회복되었다. 가슴통증도 전혀 느끼지 않고 더 활기차게 운동도 할 수 있게 되었다. 모든 변화는 그가 먹는 것에서 비롯되었음을 깨닫게 되었다. 모든 질병은 위장에서 시작된다는 사실을 로버트가 다시 한 번 증명한 셈이다.

관절염도 자연치유된다

줄리아^{Julia}는 관절이 부어오르거나 후끈거리는 등 관절염의 통증을 겪어왔다. 그녀는 동물성식품과 식물성기름을 너무나 오랫동안 즐겨 먹었다. 그래서 신체의 면역시스템이 거의 작동되지 않았다. 식습관을 개선한 후의 엄청난 변화는 그래서 더욱 놀라운 것이었다. 개선속도는 엄청나게 빨랐다. 불과 며칠도 지나지 않아서 식습관의 변화를 통한 강력한 자연치유의 결과가 나타났다.

그녀의 식단에서 동물성단백질을 추방하자, 그녀의 몸은 관절을 공격하는 항체의 생산을 즉각 중단했다. 나는 여러 번 그 광경을 지켜보았다. 너무도 빠르게 통증과 부기가 가라앉았다. 몸은 계속된 자가치유를 통해서 4~7일 만에 고통스런 염증을 가라앉혔다. 4달 동안 식용유 같은 각종 정제기름(식물 자체에 원래 함유된 기름과 구분해서)을 끊고 식단에서 동물성식품을 제거한 결과였다. 관절염에 걸린 환자들의 70%는 거의 며칠 만에 드라마틱하게 건강이 회복되었다. 나는 지금 소설을 쓰고 있는 것이 아니다. 내 눈 앞에서 죽다가 살아난 한 여성에 대해 생생히 당신에게 보고하는 것이다.

암도 자연치유된다

암은 건강하지 못한 동물성식품을 중심으로 한 서양의 식단에서 주로 발견된다. 채식주의자들은 일반적으로 더 건강하며, 같은 나라에 사는 일반인에 비해 암 발생률이 현저하게 낮다. 암의 원인도 심장병, 류머티즘, 관절염의 원인과 하나도 다르지 않다. 건강하지 못한 음식습관이 미래의 질병에 방아쇠를 당기는 것이다.

방사선과 화학물질 또는 담배 등에서도 발암물질이 발견된다. 그러나 다행스럽게도, 몸에서 암이 생긴다는 사실은 신체가 자연치유를 포기한다는 것을 의미하는 것이 아니다. 암에 걸렸다는 사실은 몸을 새롭게 정화시킬 수 있는 기회를 제공한다. 위기가 곧 기회라는 비유가 가장 적절한 것이 바로 암이다. 몸이 전하는 메시지를 듣고 지금 행동을 취하자. 몸의 치유는 저절로 온다. 마음의 치유는 또 다른 선물이다.

만성질병은 반드시 멈춘다

흡연, 커피, 알코올, 약물복용 같은 건강하지 않은 습관은 오래전부터 인간의 나쁜 습관으로 알려져왔다. 우리 신체를 계속적으로 학대하는 이러한 잘못된 습관을 깨달았다면 바로 끊어야 한다. 방법이 없다. 지금 바로 중단해야 한다.

도전하지 않으면 변화는 없다. 고통의 원인을 알았다면 해결책은 아주 쉽다. 모든 변화는 기본적인 진리를 깨닫는 데서 출발한다. 질병을 예방하고, 인체의 타고난 자연치유 메커니즘을 활성화시키고, 날씬한 체형을 유지시켜주는 최고의 방법은 채소와 과일을 곁들인 녹말 중심의 식습관이라는 것은 명확해졌다. 동물성식품과 식용유 같은 각종 기름을 피해야 함은 물론이다. 건강과 자연치유로 가는 커다란 발걸음은 지금 실천하기만 하면 된다. 녹말 중심 식단으로의 변화가 예상치 못한 엄청난 결과를 선물로 줄 것이다.

● ● ●

줄리아 베이커Juliea Baker

(캘리포니아주 베이 에이리어 거주, 대학생)

15살 때였다. 어느 날 아침 턱이 너무 아팠다. 의사들도 그 이유를 몰랐다. 그 통증은 어느 날 갑자기 사라졌다. 그러나 얼마 안 있어 한쪽 어깨가 쑤셨다. 그러고 나면 또 다른 곳이 아팠다. 무릎 뒤쪽이 아파오자 어머니와 나는 소아과 병원을 찾았다. 의사는 약을 처방해주었다. 크리스마스 때는 손가락 관절이 부어올라 반지도 낄 수 없었다. 다른 사람과 악수만 해도 손이 아팠다. 나는 우울해졌다.

류머티스 인자Rheumatoid Factor가 급증하면서 항체도 늘어났기 때문이었다. 의사는 청소년 류머티스 관절염Juvenile Rheumatoid Arthritis으로 진단했다. 내 몸이 스스로를 공격하고 있었다. 의사는 면역계를 억제하기 위해 저용량 메토트렉세이트Methotrexate를 처방했다. 그러나 어머니와 나는 그 약물을 알아보았고 부작용이 너무 심한 것에 놀랐다. 어머니와 나는 그 약의 복용을 거부했다.

어머니와 나는 우연한 기회에 완전 채식주의를 다루고 있는 앨리샤 실버스톤Alicia Silverstone의 〈The Kind Diet〉를 읽었다. 식이요법을 통해 관절염을 치료할 수 있다고 믿는 여러 의사들도 그 책을 참조하고 있었다. 맥두걸 박사님도 그중의 한 명이었다. 어머니는 맥두걸 박사님께 이메일을 보냈고, 그는 친절하게도 답장을 해주었다. 답장에서 그는 여러 논문과 책을 권해주었다. 그리고 고기, 유제품, 계란, 밀과 콩을 모두 없앤 식이요법을 권해 주었다. 그는 4달 내로 효과를 볼 수 있을 거라고 말해주었다.

2달 만에 증세가 90%나 사라졌다. 약간 부어오른 손가락 관절을 제외하면 통증은 거의 사라졌다. 다시 쑤실 때면, 식단을 더욱 철저히 실천하라고 맥두걸 박사님은 편지에 써주셨다. 어머니는 식단의 문제점을 결국 찾아냈다. 내가 아침식사로 먹던 포장 식품에 계란 흰자가 있었던 것이다. 계란과 유제품이 관절통과 염증을 일으킨 것이다.

나는 음식을 바꾸었고 류머티스 관절염은 완전히 사라졌다. 맥두걸 박사님께서 돈을 한 푼도 받지 않고 처방해주신 '녹말 위주의 자연식물식'이 아니었다면 엄청난 통증과 망가진 관절 때문에 평생 시달렸을 것이다. 또한 간에 치명적인 손상을 주는 약물을 평생 복용했을 것이다. 그러나 18살이 된 지금의 나는 날씬하고 건강하며 팔팔하다. 대학에 입학해서 즐거운 학창시절을 누리고 있다. 미래는 밝고 화창할 것이라고 나는 굳게 믿고 있다.

chapter 06

그러면 단백질은
어디서 섭취하나요?

식물은 완벽한 단백질의 풍부한 원천으로 손색이 없다. 식물 하나만으로도 세상에서 가장

큰 동물들이 필요한 단백질과 아미노산을 모두 만들어내고 있다. 코끼리, 하마, 황소, 기린

등 저 모든 거대한 동물들은 무엇을 먹고 있는가. 식물들이 이 거대한 동물들의 욕구를 충분

히 충족시킨다면, 그들보다 왜소한 인간을 위한 단백질도 당연히 충족된다는 것은 너무 자

명한 일 아니겠는가. 식물은 모든 것을 해왔고 앞으로도 할 수 있다.

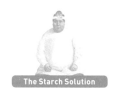

The Starch Solution

당신의 통념은 매스컴이 만든 것이다

우리 인간에게는 얼마나 많은 단백질이 필요할까? 어떤 타입의 단백질이 가장 좋을까? 이 기본적인 질문들은, 항상 다이어트 논쟁의 중심축이 되어왔다.

어리석은 인간들은 지난 150년 동안, 고농축 단백질 다이어트와 저단백질 다이어트 사이를 줄다리기하면서, 서로의 주장에 흠집을 내면서 논쟁해왔다. 사람들은 내게도 계속 질문해왔다. 동물성단백질에 있는 고농도 단백질이 좋습니까? 아니면 식물성단백질이 좋습니까?

논쟁이 심화되자 잇달아 과학적인 증거들이 나오면서 피할 수 없는 결론들이 도출되었다. 과도하지 않고 적절한 식물성단백질이 최고라는 결론이다. 그러면 왜 TV나 신문들은 이 사실을 왜곡하는 것일까? 수없이 많은 증거가 있음에도 불구하고 말이다. 육류와 치즈를 판매하는 식품산업계는 고농축 단백질의 이점에 대해 강한 신념을 갖도록 투자를 아끼지 않고 있다. 업계의 지원사격을 받는 유명인들도 그런 허위사실을 전파하는 나팔수로 이용되고 있다. TV와 신문과 같은 매체들은 식품업계의 광고를 먹고 자라는 나무와 같다. 광고 없이는 존재 자체가 불가능하기 때문이다. 대중매체는 절대로 광고주의 이익을 배반할 수 없다.

당신이 좋아하는 육류와 유가공품의 맛은 본래의 맛이 아니라는 점을 알 필요가 있다. 이런 육류가 맛있다고 생각하는 대다수의 사람들도 소금이나 설탕, 각종 향신료(고기의 단조로운 맛을 위장하는 스테이크 소스, 바비큐 소스, 케첩 소스 등)가 없다면 그렇게까지 좋아하지는 않을 것이다. 음식을 더 맛있게 하는 이런 양념뿐만 아니라, 동물성단백질에 대한 인간의 식욕은 소고기, 돼지고기, 닭고기, 달걀, 우유, 치즈 등의 맛을 계속적으로 확신시키는 거대한 식품산업계의 수백억 달러 홍보비에 영향을 받았다.

이 산업계의 후원그룹은 정부지원금과 막강한 광고비를 사용해서 이런 식품이 건강하다고 당신을 확신시킨다. 동물성식품은 거대한 비즈니스 산업이다. 이들은, 식품산업과 레스토랑 산업과 그들의 유사업종들이 그들의 이익을 대변해서 스스로 떠들도록 조장한다. 결과적으로 사람들이 그들을 떠나는 것을 불가능하게 만든다. 진실인들 어떻게 돈의 힘을 당해낼 것인가. 이 뒤틀린 상업자본주의라는 함선은 도대체 어디로 향하고 있다는 말인가.

당신의 통념에는 과학이 빠져있다

섭취하는 단백질의 종류와 양은 나라마다 다양하다. 아시아 농촌 및 산간 지역에 사는 사람들은 매일 40~60g의 단백질을 쌀과 같은 녹말음식과 채소에서 섭취한다. 반대쪽에 사는 서구인들은 고기와 유제품에서 단백질을 매일 100~160g 정도 섭취하는데, 이는 아시아인들의 2~4배에 해당하는 양이다. 육류와 유제품들로 구성된 고농축 단백질 다이어트를 하는 사람들은 매일 200~400g 정도 섭취하는데, 이는 해양동물을 통해서 주로 단백질을 섭취한 과거 에스키모인들과 비슷한 양이다. 다른 말로 하면 아주 낮은 수준을 유지하면서도 건강한 아시아 산간 지역 사람들에 비해, 서구인들은 거의 5~10배나 되는 단백질을 소비하는 셈이다.

고단백질 식사의 초기 주창자로는 독일 생리학자 포이트 박사 Dr. Carl Voit(1831~1908)가 유명하다. 매일 3,100칼로리를 소비하는 노동자를 연구한 결과, 노동자들은 매일 118g 정도의 단백질을 섭취해야 한다고 결론을 내렸다. 이 숫자는 나중에 포이트 스탠다드 Voit Standard로 불려졌으며 서구식단에서 단백질의 표준으로 자리 잡았다. 그러나 이것마저 건강한 아시아인 단백질 섭취량의 2~3배에 해당하는 것이다.

그러면 포이트 박사는 어떻게 이런 결론을 얻어낸 것일까? 그가 관찰한 노동자들은 신체가 건강해서 고된 노동을 할 수 있는 노동자들이었고, 단백질을 원하는 만큼 충분히 섭취할 수 있는 수입이 어느 정도 확보된 노동자들이었다. 유럽 및 미국에서 그 당시 유명한 과학자들도, 육류를 원하는 만큼 먹을 수 있는 수입을 거두는 노동자들에 대해 비슷한 수치를 산정했다. 그들은 매일 단백질 100~189g의 식사를 추천했다. 이런 '과학적 결론'은 사람들이 자발적으로 옳은 선택을 하도록 일종의 기준점을 제시한 셈이다.

물론 이러한 결론은 오늘날의 섬세한 연구가 아니라 일종의 가설에 근거한 것이다. 실험도 행해지지 않았고, 저단백질의 식물성음식을 주로 섭취하지만 매우 건강한 사람들(포이트 박사가 추천한 수치의 50%도 못 되는 단백질을 섭취하거나, 육류 및 유제품을 거의 먹지 않는)과의 비교연구도 없었다. 단백질 수치를 산정할 때, 이처럼 부유하지는 않지만 훨씬 건강한 아시아, 아프리카, 중남미 지역의 사람들은 전적으로 무시되었음을 알 수 있다.

만일 당신이 이 연구결과를 믿는다면, 당신만의 스타일로 연구를 해봐도 좋다. 동네 마트와 식당에서 사람들이 선택하는 음식의 종류만 봐도 알 수 있다. 서구 선진국 10억 명 이상의 사람은 무엇을 먹는가. 아이스크림, 샌드위치, 도넛, 캔디, 맥도날드, 버거킹, 피자헛…. 이 사람들이 영양학적으로 좋다고 생각해서 이 음식들을 먹고 있는가?

유행병과도 같은 비만, 제2형 당뇨, 심장병, 암과 같은 것들은 의심할 여지도 없이, 입에만 좋고 몸에는 해로운 음식을 선택한 결과일 뿐이다.

가장 분통이 터지는 일은, 지난 100여 년 동안 거의 모든 과학적 연구에서 포이트 박사와 전혀 다른 결론이 계속해서 나오고 있음에도 불구하고, 이 덧칠된 단백질 기준은 오늘날까지도 건강의 지표로 제시되고 있다는 점이다. 우습지 않은가?

치턴든 교수가 100년 전에 파헤친 진실

1800년대 후반 약간의 파장을 끼친 포이트 박사의 편협한 사고방식은 1904년까지 계속 이어졌다. 1904년에 예일 대학 생리화학과 교수였던 러셀 헨리 치턴든Russell Henry Chittenden은 인간과 영양학의 위대한 고전을 발표했다. 〈영양에 있어서의 생리적 절약시스템〉Physiological Economy in Nutrition이 그것이다.

치턴든 교수는 포이트 박사의 연구가 원인과 결과를 혼합했기 때문에 심한 오류가 있다고 주장했다. 사람들이 건강하지 않은 것은 소득이 많아져서 육류와 비싼 고단백질 음식을 먹었기 때문이라는 것이다. 치턴든 교수는 무려 100년 전에 이미 다음과 같이 견해를 밝혔다. "우리는 모두 습관에 의해 길들여진 피조물들이다. 우리의 미각은 고단백질 육류에 흥분반응을 일으킨다. 우리는 우리 자신에게, 이러한 습관적 미각이 생리학적 욕구로 인한 반응인지 미각의 강요에 의한 반응인지 스스로에게 질문해야 할 필요가 있다." 모든 야생동물은 맛을 위해서 음식을 먹지 않고 생존을 위해서만 먹는데, 오직 인간만이 끊임없이 새로운 맛을 추구하기 때문에 문제가 생긴다는 주장이다.

치턴든 교수는 인체에 필요한 최소한의 단백질만으로 최적의 건강상태를 유지할 수 있다고 판단했다. 그는 나아가서, 필요 이상의 과도한 단백질 섭취는 몸에 해를 끼치는데, 특히 간과 신장에 해가 된다며 다음과 같이 밝혔다.

> "지방과 탄수화물은 체내에서 산화되면 결국 연소되어 단순한 기체 생성물이 됩니다. 당연히 쉽고 빠르게 사라집니다. 그러나 단백질의 경우 체내에서 산화되면 결정화된 질소 부산물을 생산합니다. 기체가 되어 빠르게 사라지지 못하는 이 질소 부산물들은 신장을 통해 체외로 배출될 수 있을 뿐입니다. 과잉 단백질을 통해 만들어진 이 질소 부산물들은 혈관을 따라 몸 전체를 떠돌아다니게 됩니다. 결국 인체 시스템에 아주 심각한 악영향을 끼칠 수밖에 없습니다."

이 몇 마디 문장을 통해서, 치턴든 교수는 고기, 생선, 계란, 우유 및 유제품의 해악을 요약했다. 즉, 과도한 단백질 섭취는 결국 신장뿐만 아니라 몸 전체를 서서히 망가뜨린다는 말이다. 동물성식품에서 발생되는 과도한 단백질의 독성에 대해서는 4장에서 이미 깊게 논의한 바 있다.

치턴든 교수의 인체실험

치턴든 교수는 본인 스스로 '실험실의 쥐'가 되어 인체실험을 하기로 작정했다. 그는 최소한의 단백질 요구량만을 섭취해보았다. 그는 9달 동안 포이트 박사가 추천했던 단백질의 1/3만을 섭취한 결과 체중이 65kg에서 53kg으로 12kg가량 줄었다. 치턴든 교수의 컨디션은 전보다 훨씬 좋아졌는데 그는 다음과 같이 묘사하고 있다. "육식을 풍부하게 먹을 때보다 피로감과 근육통이 거의 사라졌으며 쾌적한 몸 상태를 느끼게 되었습니다."

그는 또한 심했던 관절염이 사라졌으며 주기적으로 찾아왔던 두통과 극심한 복부통증도 씻은 듯이 사라졌다고 기술하고 있다. 치턴든 교수는 쾌적한 몸과 마음 상태를 계속 유지했으며, 이는 모두 하루에 단백질 겨우 40g만을 섭취한 결과였다.

치턴든 교수는 과도한 단백질이 인체에 미치는 영향을 이해하기 위해서 '실험실 쥐'를 자청한 피실험자(자신을 포함해서)들의 일일 식사의 종류와 소변의 분석을 통해서 연구를 계속 수행해나갔다. 연구 결과가 그 당시의 일반적 신념과 모순되기 때문에, 그는 아주 조심스럽게 실험을 수행할 수밖에 없었다. 그는 그 당시 추천된 단백질 섭취량보다 훨씬 낮은 단백질을 제공하는 3개의 실험집단을 만들었다.

첫 번째 집단은 예일 대학에 근무하는 5명의 성인남자로 구성했다. 이 사람들은 평상시처럼 활동적으로 일하게 했지만 근육이 놀랄 정도의 힘든 일은 시키지 않았다. 매일 평균 62g의 단백질을 6개월가량 섭취한 결과 그들 모두 혈중 질소밸런스가 매우 알맞은 상태로 측정되었으며, 식사에서 차지하는 단백질 지수도 양호하게 측정되었다.

두 번째 집단은 미육군의무단에서 13명의 지원자를 뽑아서 구성했다. 이들은 모두 평상적인 일과 함께 체육관에서 아주 격렬한 운동도 매주 1번씩 실시했다. 이들은 매일 평균 61g의 단백질(아시아 산간 지역 사람들이 녹말음식과 채소를 통해서 단백질을 섭취하는 정도와 유사한)을 섭취했는데 건강이 놀랄 만큼 호전된 것으로 나타났다.

세 번째 집단은 예일 대학에서 8명의 운동선수로 구성했는데 그들 중의 몇 명은 미국 신기록을 세운 선수들이었다. 그들은 매일 일과를 하면서 64g의 단백질을 섭취했는데, 운동수행능력이 35%나 개선되었음을 수치상으로 보여주었다.

치턴든 교수는 1904년에, 성인의 경우 매일 35~45g(아시아 산간지역 사람들의 섭취량보다 훨씬 적은)의 단백질 섭취만으로도 건강하고 활동적인 생활이 가능하다고 결론지었다. 100년 동안의 수많은 연구와 실험 결과는 치턴든 교수의 발견을 계속해서 증명해주었다. 그러나 이를 알고 있는 사람은 별로 없다. 그의 혁신적인 연구와, 그 후의 수많은 과학적 확인에도 불구하고 사람들은 여전히 단백질을 많이

→ 인간에게 필요한 거의 모든 단백질이
감자만으로도 충분하다는 각종 증거들

19세기의 폴란드나 러시아 농촌지역 사람 등, 역사 속의 수많은 사람들은 중노동을 하면서도 비교적 좋은 건강 상태를 유지했다. 주식으로 흰 감자를 먹었기 때문이다. 1925년에 아주 중요한 실험이 실시되었다. 이 실험에서 25세의 건강한 남성과 28세의 건강한 여성들에게 흰 감자를 6개월 동안 먹게 했다.(약간의 지방, 과일, 커피, 차 등을 먹는 정도는 허락했다) 이 실험의 최종보고서에서는 아주 선명하게 다음 문장으로 마무리하고 있다. "대상자들은 감자 위주의 식이요법을 지겨워하지 않았으며 식단을 바꾸고 싶다는 갈망을 느끼지도 않았다. 이 두 대상자 집단은 모두 활발한 신체 활동을 보였는데 특히 남성들의 활동이 더 활발했다. 그들 모두는 감자에서 얻은 단백질을 통해 아주 훌륭한 건강 상태를 유지했다."

감자는 어떤 동물성단백질과 비교하더라도 매우 훌륭한 영양 공급원이다. 식량 부족에 시달리는 어린아이들에게도 모든 필수 단백질을 공급해준다. 영양실조에서 회복 중인 8~35개월 사이의 페루 아이 11명에게, 감자를 통해 전체 열량의 75%를 공급하는 식이요법을 실시했다.(나머지 25%는 콩과 목화씨 등, 단백질과 비타민과 미네랄이 거의 없는 식품들로 충당했다) 이 연구를 통해 감자 위주의 식이요법이 성장하는 소아가 필요로 하는 거의 모든 필수 아미노산과 단백질을 공급해준다는 결론이 나왔다.

약간 주의할 점도 있다. 감자의 열량은 매우 낮기 때문에, 기름과 당분을 통해 추가 에너지를 공급해줘야 성인과 아동의 지나친 체중 저하를 막을 수 있다. 이러한 공백 칼로리를 추가하기만 하면 된다. 이는 감자가 다른 동물성식품과 비교해서 영양이 우월하다는 증거다. 또한 감자와 같은 식물성식품이 다이어트에 아주 중요한 역할을 할 수 있음을 의미한다. 따라서 당뇨병 환자들은 감자를 식단으로 활용할 경우 훌륭한 치료효과를 볼 수 있다.

출처

- Kon S. XXXV. The value of whole potato in human nutrition. *Biochemical J.* 1928; 22: 258-60.
- Lopez de Romana G, Graham GG, Mellits ED, MacLean WC Jr. Utilization of the protein and energy of the white potato by human infants. *J Nutr.* 1980 Sep; 110 (9): 1849-57.
- Lopez de Romana G. Fasting and postprandial plasma free amino acids of infants and children consuming exclusively potato protein. *J Nutr.* 1981 Oct; 111 (10): 1766-71.

먹어야 더 건강하다고 믿고 있다. 어찌된 일인가?

전문가들의 결론: 단백질은 40~60g으로 충분하다

100년 전에 발표된 치턴든 교수의 결론은 지금까지 정답으로 여겨지고 있다. 인간은 새로운 세포를 만들거나, 호르몬을 합성하거나, 신체조직을 수리하기 위해서 단백질을 필요로 한다. 그러나 얼마나 필요한 것일까? 우리 인간은 피부재생 등 다양한 손실을 복구하기 위해 하루에 약 3g의 단백질을 사용한다. 이러한 손실을 비롯한 각종 생리학적인 필요를 더한다면 단백질의 1일 섭취 필요량은 20~30g에 불과하다. 식물성음식에 포함된 단백질은 이러한 요구를 충분히 만족시켜주고도 남는다.

도표를 보시라. 미농무부 및 세계보건기구WHO, 기타 국제 건강단체들은 성인남녀의 1일 단백질 요구량을 40~60g으로 추천하고 있지 않은가? 이는 치턴든 박사와 매우 유사하다. 그러나 적은 단백질만으로 충분하다는 것을 알고 있는 정책입안자들도, 동물성단백질과 식물성단백질에 대한 이슈에 대해서는 아직도 혼동하고 있다. 혼동하

➜ 일일 단백질 요구량

고단백질 다이어트	200~400g
에스키모 다이어트	200~400g
포이트 박사의 제안	118g
1800년대 말의 과학자들	100~189g
현재 서구인의 식사	100~160g
미농무부 및 세계보건기구	40~60g
아시아 농촌 지역의 식사	40~60g
치턴든 박사의 제안	35~45g
맥두걸 박사(필자)의 제안	30~80g

고 있는 것일까? 아니면 식품 비즈니스의 힘에 밀려 모기만 한 목소리로 겨우 흉내만 내고 있을 뿐인가?

식물성단백질만으로 충분하다

단백질은 20개의 서로 다른 아미노산으로 만들어지는데 이들은 서로 사슬 모양으로 연결되어있다. 영어사전에 있는 모든 단어들이 알파벳 26자의 조합으로 만들어지는 것과 같은 이치다. 모든 식물들과 미생물들은 20가지 아미노산을 모두 합성해낼 수 있다. 인간의 신체는 이 중에서 12개만을 스스로 합성해내는데, 굳이 음식을 통해 얻을 필요가 없다는 의미에서 비필수Nonessential 아미노산이라 부른다. 나머지 8개의 아미노산은 반드시 음식에서 섭취해야 한다는 의미로 필수Essential 아미노산이라 부른다.

우리가 음식을 먹을 때 위산과 장내 효소는 단백질 분사를 질게 쪼개서 작은 아미노산 알갱이로 만든다. 우리 몸은 이 아미노산을 혈관으로 흡수시킨 다음 다시 새로운 단백질의 형태로 만든다. 이렇게 새로 만들어낸 단백질이 우리 세포의 형태를 유지시켜주고, 생화학적 반응을 위한 효소를 다시 만들어내며 각종 호르몬을 생산해낸다.

식물은 완벽한 단백질의 풍부한 원천으로 손색이 없다. 식물 하나만으로도 세상에서 가장 큰 동물들이 필요한 단백질과 아미노산을 모두 만들어내고 있다. 코끼리, 하마, 황소, 기린 등 저 모든 거대한 동물들은 무엇을 먹고 있는가. 식물들이 이 거대한 동물들의 욕구를 충분히 충족시킨다면, 그들보다 왜소한 인간을 위한 단백질도 당연히 충족된다는 것은 너무 자명한 사실 아니겠는가. 식물은 모든 것을 해왔고 앞으로도 할 수 있다.

쥐와 인간은 다르다

동물성단백질이 식물성단백질보다 우월하다는 왜곡된 사고방식은 1914년으로 거슬러 올라간다. 1914년 멘델 박사와 오스본 박사는 실험용 쥐를 이용해서 '동물성단백질과 식물성단백질이 쥐의 성장에 미치는 영향'에 관련된 논문을 발표했다.

멘델 박사와 오스본 박사는 실험용 쥐가 식물성단백질보다는 동물성단백질을 섭취함으로써 성장이 훨씬 빠르다는 사실을 발견했다. 이러한 동물실험의 결과로 고기, 생선, 계란, 우유 및 유제품 등의 단백질은 월등한 'A등급'으로, 식물성단백질은 열등한 'B등급'으로 구분되었던 것이다. 그 후의 연구자들도 연구에 사용된 식물에는 쥐 성장에 필요한 아미노산이 부족하다고 의심했다.

1940년대 초 일리노이 대학의 윌리엄 로스 박사Dr. William Rose는 쥐의 식단에는 10가지의 아미노산이 필요하다는 사실을 밝혀냈다. 쥐의 식사에서 10가지 중 한 가지만 제거해도 심각한 영양결핍을 가져와서, 체중감소와 식욕감퇴, 결국은 죽음에 이른다는 것이다. 쥐에게 동물성식품을 공급하면 이런 현상을 예방할 수 있었다. 쥐를 이용한 이런 초기의 실험 결과를 기초로 해서, 동물성식품에서 발견되는 아미노산패턴은 훌륭한 본보기로 간주되었다. 그러나…

그들의 실험에 문제가 있었다는 것을 보여주는 새로운 실험 결과들이 속속 발표되었다. 비록 동물성단백질이 쥐의 성장에 필요한 단백질을 제공해주었다 할지라도, 그것이 인간에게 똑같이 적용될 수 없다는 증거들이 속속 밝혀졌다. 사실 식단에서 인간과 쥐의 요구조건은 매우 다르다.

가장 중요한 포인트는 쥐와 인간의 성장률이 매우 다르다는 사실이다. 쥐는 매우 빨리 성장하는 동물이어서 최대로 성장하는 데 걸리는 기간이 6개월이고, 인간은 완전히 성년으로 성장하는 데 17년이 걸린다. 빠르게 성장하기 위해서는 단백질이나 아미노산을 포함한, 고농축 영양성분을 필요로 한다. 쥐의 젖에 특별히 다른 영양이 필요하다는 것은 자명하다. 쥐의 젖에는 인간의 모유에 비해서 10배나 높은 고단백질 성분이 들어있다. 인간은 태아에서 2배로 성장하는 데 6개월이나 걸리는 반면에 쥐는 겨우 4일밖에 걸리지 않는다. 쥐의 빠른 성장은 쥐가 어렸을 때 고단백질을 필요로 한다는 점을 강조하는 데 지나지 않는다.

로스 박사가 제대로 된 결론을 내렸다

1942년 윌리엄 로스 박사는 쥐에 대한 실험을 끝내고 인간에 대한 실험으로 방향을 전환했다. 쥐에 사용했던 똑같은 방법을 사용해서 성인 대학원생을 대상으로, 인간에게 필요한 아미노산을 찾아내는 연구였다. 이 학생들에게 옥수수분말, 자당(사탕수수에서 추출해낸 액즙), 버터지방, 옥수수기름, 소금, 비타민 등을 제공했다. 단백질은 고농도로 정제된 아미노산 혼합물만 제공했다. 또한 비타민 보충을 위해서 고농축 간 추출물을 '갈색 캔디'의 형태로 제공했다. 갈색 캔디에는 설탕과 페퍼민트오일 향을 넣어 맛을 잘 기억하도록 했다.

로스 박사는 학생들이 식사할 때마다 한 가지씩 제거해서 각각의 아미노산 필요성을 테스트했다. 필수 아미노산은 약 2일 동안 충분하지 않은 분량을 제공했는데, 모든 학생들이 비슷한 증상을 심하게 호소했다. 신경질적인 짜증, 극도의 피로, 심각한 식욕감퇴가 그것이었다. 아미노산이 부족한 상태로는 계속해서 학생들을 대상으로 실험을 이어나갈 수 없었다.

로스 박사는 쥐에게 필수적인 10개의 아미노산 중에서, 인간에게는 8개만이 필요하다는 사실을 밝혀냈다. 쥐에게 반드시 필요한 나머지 2개의 아미노산이 인간에게는 불필요했는데, 인간은 그것을 스스로 합성해내는 능력을 가지고 있기 때문이었다. 로스 박사는 또한 인간에게 필요한 8개 각각의 아미노산 요구량도 밝혀냈다. 학생들 각각의 최소요구량의 변화를 발견했기 때문에, 최소치를 근거로 해서 아미노산 최대치를 산정할 수 있었다. 학생마다 각각의 아미노산 최소필요량을 뽑아낸 다음 거기에 2배를 곱해서, 수용할 수 있는 최

아미노산(g)	로스박사의 최소요구량	로스박사의 최대요구량	옥수수	현미	오트밀	밀가루	흰콩
트립토판	0.25	0.5	0.66	0.71	1.4	1.4	1.8
페닐알라닌	0.28	0.56	6.13	3.1	5.8	5.9	10.9
류신	1.10	2.29	12.0	5.5	8.1	8.0	17.0
이소류신	0.7	1.4	4.1	3.0	5.6	5.2	11.3
리신	0.8	1.6	4.1	2.5	4.0	3.2	14.7
발린	0.8	1.6	6.8	4.5	6.4	5.5	12.1
메티오닌	0.11	0.22	2.1	1.1	1.6	1.8	2.0
트레오닌	0.5	1.0	4.5	2.5	3.6	3.5	8.5
총단백질	**20**	**37(WHO)**	**109**	**64**	**108**	**120**	**198**

대치를 '추천요구량'으로 만들었다.

잘못된 믿음은 멈추지 않고 있다

인간은 식물성음식에서 완벽한 단백질 사슬을 구성할 수 있는 모든 아미노산을 흡수하고 합성할 수 있다는 연구발표에도 불구하고, 아직도 많은 사람들은 식물성음식은 양질의 단백질을 충분히 공급하지 못한다는 엉터리 믿음을 가지고 있다. 이런 잘못된 믿음은 멈추지 않고 있다. 심지어는 존경받는 전문가조차, 식물성단

감자	고구마	타로	아스파라거스	브로콜리	토마토	호박	소고기	달걀	우유
0.8	0.8	1.0	3.9	3.8	1.4	1.5	3.1	3.8	2.3
3.6	2.5	3.0	10.2	12.2	4.3	3.0	11.2	13.9	7.7
4.1	2.6	5.2	14.6	16.5	6.1	6.0	22.4	21.0	15.9
3.6	2.2	3.0	11.9	12.8	4.4	4.3	14.3	15.7	10.3
4.4	2.1	3.4	15.5	14.8	6.3	5.5	23.9	15.3	12.5
4.4	3.4	3.5	16.0	17.3	4.2	4.3	15.1	17.7	11.7
1.0	0.8	0.6	5.0	5.1	1.1	1.0	6.8	7.4	3.9
3.4	2.1	2.7	9.9	12.5	4.9	2.7	12.1	12.0	7.4
82	**45**	**58**	**330**	**338**	**150**	**115**	**276**	**238**	**160**

백질은 아미노산이 불충분해서 단백질의 요구량을 충족시키지 못한다고 TV에 나와 식품업체의 대변인 노릇을 하고 있다. 그들이 그 식품업체로부터 막대한 연구비를 지원받고 있기 때문임은 물론이다.

터프츠 대학의 '노화에 관한 인간영양 연구센터' 및 노스웨스턴 대학 그리고 하버드 대학 보건교육학과의 식품영양학자들, 영양연구소 연구원들, 의사 등이 바로 그들이다. 이들은 모두 식물성음식에 함유된 단백질이 충분하지 않다고 완강히 저항하고 있다. 이것은 아주 위험한 발상이다. 사람들이 그들의 의견에 따라 행동한다면, 수많은 사람들이 평생 질병과 비만, 그리고 조기사망으로 고통받을 것이기 때문이다. 이것은 일종의 범죄가 아닌가 말이다.

마침내 미국 심장협회도 인정했다

2001년 10월 '영양 및 신체활동 신진대사 위원회'의 건강보험 전문가들은, 미심장협회의 저널 〈서큘레이션〉Circulation을 통해서, '식사에서 큰 부분을 차지하는 식물성단백질이라도, 대부분 한두 가지 필수 아미노산이 부족하기 때문에 불완전한 단백질로 여겨진다'고 발표했다.

나는 이 분야에서 어느 정도 실력을 인정받는 협회에서 잘못된 정보를 발표했다는 사실에 대해 충격을 받았다. 나는 이렇듯 잘못된 정보를 거리낌 없이 공개한 협회에 불만사항을 편지로 보냈다. 내 편지 내용은 2002년 〈서큘레이션〉지에 공개되었다. 그러나 그 위원회는 원래 저자의 의견을 한 글자도 바꾸지 않겠다면서 처음의 입장을 고수했다. 나는 화가 나서 다시 편지를 썼다. 그 내용은 다시 2002년 11월 그 잡지에 발표되었다. 위원회의 관점을 조목조목 반박하는 증거로 가득 찬 나의 글을 읽은 위원장 바바라 하워드 박사Barbara Howard, PhD.는 위원회의 연구결과가 잘못되었다는 것을 인정할 수 없다고 말했다. 바바라 박사는 단백질 연구의 세계적 권위자인 조셉 밀워드 박사Dr. D. Joseph Millward의 연구결과를 인용하면서 반박했다.

그러나 사실, 밀워드 박사는 미국심장협회의 견해를 인정하지 않았다. 밀워드 박사는 나와 심장협회가 대립관계에 있을 때 영국 써리 대학교University of Surrey의 명예교수로 재직하고 있었다. 그는 나에게 이메일을 보내왔다. "나는 나의 연구결과를 각종 매체를 통해 명확히 밝혔다고 생각한다. 영양대사전Encyclopedia of Nutrition에 분명히 밝힌 바 있다. 나는 거기에 '일반적인 견해와 달리 식물성단백질에 비해 동물성단백질이 우월하다고 말하기는 어려울 뿐 아니라, 인간의 영양과도 관계성을 찾기 어렵다'고 분명히 적었다. 이처럼 나의 견해는 심장협회가 말한 것과는 다르다. 협회가 틀렸다는 말이다."

나는 밀워드 박사가 보내준 내용을 적어서 심장협회에 이메일로 보냈다. 그러나 10년이 지나도록 심장협회는 아무 말이 없었다. 2011년에 가서야, 2001년에 그토록 원했던 답장을 잡지에 발표했는데 내용은 다음과 같다.

식사에서 단백질을 충분히 섭취하기 위해서 우리는 굳이 동물성식품을 먹을 필요가 없다. 식물성단백질만으로도 필수 아미노산 및 비필수 아미노산을 충분히 공급할 수 있다.

통곡물, 콩과식물, 채소, 씨앗 및 각종 견과류 등은 모두 필수 아미노산 및 비필수 아미노산을 모두 가지고 있다. 또한 식사할 때 이 음식들을(단백질을 상호보완하기 위하여) 혼합할 필요도 없다.

마침내 미국심장협회는 식물성식품에 우리의 생존에 필요한 모든 필수 아미노산이 들어있다는 증명된 결론을 받아들이게 된 것이다.

그러나 불행하게도 터프 대학, 하버드 대학, 노스웨스턴 대학 등 각종 대학의 전문가 및 의료단체는 잘못된 정보를 계속해서 선택하고 확산시키고 있다. 잘못된 선택의 결과는 무엇인가. 전 세계 수십억 인구의 비만과 질병이 아니고 무엇이겠는가.

모르면 속는다

우리 아이를 교육하는 사람들이나 공공정책을 세우는 사람들은 이러한 영양상식에 대해 무지한 것이 사실이다. 결과는 재앙과도 같다. 수없이 많은 미국인들이 음식과 관련해서 병들고 있다. 관상동맥 환자가 1,800만 명, 제2형 당뇨 환자가 2,600만 명, 다발성경화증 환자 40만 명, 그리고 수백만의 관절염 환자들이 병원 문 앞에 줄을 서 있다. 동물성단백질이 그토록 훌륭하다면 이 엄청난 환자의 숫자는 어떻게 설명할 것인가?

녹말 중심의 식단이 과도한 건강보험료를 줄여주고 건강을 획기적으로 개선시킬 수 있다는 증거들은 수도 없이 많다. 의사들은 아마도 이 비밀에 대해 말해주지 않을 것이다. 채식이 단백질 부족을 가져올 수 있다는 그릇된 두려움 때문이다. 그러나 기아상태나 칼로리가 아주 부족한 영양결핍의 식사를 제외하고는, 단백질 부족은 일어나지 않는다.

필자도 의사지만, 당신은 병원 내에서 의사로부터 이런 이야기를 절대 들을 수 없을 것이다. 만일 당신의 사랑하는 35살의 배우자가 심각한 심장마비 상태라고 상상해보라. 배우자가 점차 회복되어갈 때, 당신과 배우자는 이런 일이 다시는 일어나지 말게 하자고 서로 약속할 것이다. 아마 의사가 입원실을 방문하면 당신은 이렇게 말할 것이다.

"우리 가족은 앞으로 고기와 유제품을 멀리하고 저지방 채식을 하기로 결심했어요." 그러면 의대에서 잠깐 배운 내용과 각종 식품후원 단체의 섣부른 지식으로 무장한 의사는 이렇게 대답할 것이다. "저는 강하게 반대합니다. 식물성음식은 필수 아미노산이 부족해서 단백질 부족 현상이 생기죠. 좀 더 건강한 식단을 생각해보세요. 밸런스를 맞추기 위해서 육류, 유제품, 달걀과 같은 고단백질 식품을 같이 섭취해야 합니다."

이것은 당신 의사의 견해일 뿐만 아니라, 한때 미국심장협회의 영양위원회가 강력히 주장했던 내용이기도 하다. 그 의견들은 지금 어디에 있는가. 잘못으로 판명되었다고 스스로 시인한 내용이기도 하다.

녹말은 완벽하다

대자연은 단백질뿐만 아니라 지방, 탄수화물, 비타민 및 각종 미네랄 등이 함유된 식물성식단으로 완벽한 건강을 유지하게 해준다. 지나친 영양결핍 상태만 되지 않는다면, '식물성식품에 영양이 충분할까요?'라는 질문은 어리석은 것이 된다. 모든 것이 거기에 다 있다.

그러면 과학자, 영양학자, 의사, 다이어트 강사들은 존재하지도 않는 문제들에 왜 그렇게 집착하는 것일까? 단백질에 대해 얘기할 때면 고대로부터 지금까지, 왜 건강에 해를 끼치는 고기, 생선, 계란, 우유 및 유제품이 가장 좋은 음식이라고 말하는 것일까? 자주 육식을 하는 사람들에게 높은 신분을 매기기 때문일까? 우리는 우리 자신을 고양시키기 위해서 육식을 할까? 고단백질 음식이 더 많은 이익을 내기 때문일까? TV광고와 각종 베스트셀러 책들이 그렇게 말하기 때문일까?

1904년으로 돌아가 보자. 치턴든 박사는 진실은 반드시 승리한다는 신념을 가지고 있었다. 그는 다음과 같이 썼다. "우리 삶을 통째로 지배하는 것은 습관과 통념이다. 유아기에 시작되는 교육을 통해 습관과 통념을 키워 완고한 틀을 만들어놓는다면, 우리는 더 이상 신이 필요 없다."

그러나 불행하게도, 각종 향락음식들을 먹으면서 살아온 서구인들에게는, 지난 한 세기가 최악의 질병을 만든 시기였고, 치턴든 박사는 그것이 잘못되었다는 것을 증명했다. 무엇이 잘못되었다면 고치면 된다. 우리는 아직 늦지 않았다.

• • •

루스 하이드리히 Ruth Heidrich,
하와이 거주, 철인3종경기 선수

태어나서 47세까지 나는 아무 문제가 없었다. 나는 완벽한 건강 상태를 유지하고 있었다. 14년 동안 매일 달리기를 했고 마라톤도 3번이나 했었다. 그리고 건강하다고 알려진 식사를 했다. 기름기가 적은 닭고기와 생선, 저지방 유제품이 그것이었다. 그러나 내 오른쪽 유방에서 암이 자라고 있을 줄은 미처 몰랐다. 종양이 골프공만 해진 후에야 그 사실을 알게 되었다.

종양이 발견되자 나는 바로 제거 수술을 받았다. 수술에서 회복 중에 나쁜 소식을 또 들었다. 그냥 종양이 아니라 악성 종양이라는 얘기였다. 의사는 암이 유방 전체는 물론, 뼈와 폐까지 전이되었다고 알려주었다. 나는 완전히 절망했다.

어느 날 나는 신문을 읽다가 '자연식물식으로 치료하는 유방암 연구'

의 임상실험 지원자 모집 공고를 보았다. 나는 지원했다. 1982년, 나는 이 연구의 주최자인 맥두걸 선생님으로부터 '맥두걸 박사의 자연식물식'에 관한 자료를 받았고 실천하기 시작했다. 맥두걸 박사의 자연식물식은 내 삶을 바꿔놓았다. 나는 암이 완치되었다.

암 진단을 받은 지 벌써 30년이 지났다. 그러나 그동안 나는 철인3종 경기를 6번 완주했고 마라톤 풀코스도 67번이나 완주했다. 육상 트로피도 1,000개 정도 받았다. 미국과 캐나다의 가장 건강한 여성 10명 중 한 명으로 선정되기도 했다. 74세 당시의 나의 건강 나이는 32세였다. 나의 암 발병과 회복 스토리를 책(A Race for Life)으로 쓰기도 했다.

chapter 07

그러면 칼슘은
어디서 섭취하나요?

전 세계적으로 칼슘 섭취가 증가하면서, 엉덩이골절과 신장결석이 함께 증가했다. 미국, 캐나다, 노르웨이, 스웨덴, 호주, 뉴질랜드는 골다공증 환자 비율이 최고로 높은 나라들이다. 반면에 동물성식품 및 고칼슘식품을 많이 섭취하지 않는 아시아 및 아프리카 농촌 및 산간 지역은 골다공증이 거의 발견되지 않는다.

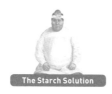

The Starch Solution

우유는 칼슘 덩어리라고?

식물성식품만으로 단백질이 절대 부족하지 않다는 사실을 알아보았다. 그러면 당신은 또 다른 질문을 준비하고 있을 것이다. 예상되는 첫 번째 질문은 '그럼 칼슘은 채식을 통해서 충분히 얻을 수 있나요? 우유나 치즈로 보충해야 하는 것 아닌가요?'라는 것이다. 나는 당신의 그 질문을 기다리고 있었다.

유제품에서 칼슘을 섭취하지 말아야 할 이유는 너무나도 많다. 지구상에 사는 수십억의 인구가 우유 한 잔도 마시지 않고, 칼슘영양제 한 알도 먹지 않고 튼튼한 뼈를 가진 성인으로 성장한다. 이 사실은 식물성식품 외에 칼슘을 추가로 섭취할 필요가 없다는 명확한 증거가 되는 것이다. 유제품이 뼈를 강화시키는 데 그렇게 좋다면, 왜 인간이라는 종種만이 유일하게 모유수유(뼈를 강화시키는)가 끝난 후에도 계속 우유를 마셔대는가?

쥐는 누구의 젖을 먹는가? 사자는 누구의 젖을 먹는가? 송아지는 누구의 젖을 먹는가? 정상적인 상태에서, 다른 종의 모유를 먹는 동물을 본 적이 있는가? 사자의 젖을 먹는 소를 본 적이 있는가? 소의 젖을 먹는 쥐를 본 적이 있는가? 왜 인간만이 다른 동물의 젖을 먹는가 말이다. 영양학적으로 분석하기 전에 생리학적으로도 진화론적으로도 이치에 맞지 않는다.

우유는 하늘에서 내리는 눈처럼 신선하고 엄마의 품처럼 따뜻해 보인다. 우유는 신생아에게 내려준 완전식품처럼 보인다. 그러나 우유에 대한 갈망이 유아기나 어린이에게서 멈추지 않는 것은 엄청나게 큰 문제를 일으킨다. 우유가 성인들에게도 뼈를 보호하고 강하게 한다고 우리는 들어왔다. 우리 몸의 뼈대는 칼슘으로 만들어지기 때문에, 우유가 힘과 견고함의 필수 요소라고 당신이 말한다고 해서 그리 놀랄 일은 아니다.

그런데 내가 말하고자 하는 것은, 우유에 대한 이런 신념이 사실은 낙농업계와 유제품 회사가 심어준 왜곡된 상식 때문이라는 것이다. 그리고 그들의 광고비를 통하지 않고는 회사를 운영할 수 없는 매스컴이 심어준 거짓 상식 때문이라는 말이다. 뻔한 거짓말에도 잘 속아 넘어갔다고 기분 나빠 하지 마시라. 단백질에 대한 오해를 풀어준 것처럼, 지금부터 칼슘과 우유의 관계도 깊게 파헤쳐 당신의 앞길을 밝혀드리겠다.

우유는 당신의 뼈가 아니라
낙농업계를 튼튼하게 한다

소를 기반으로 하는 미국 낙농업계(우유, 요구르트, 치즈, 아이스크림 등)의 매출은 1년에 1천억 달러(약 120조 원)에 달한다. 이들은 이 많은 매출을 유지하기 위해 대략 매년 2억 달러(약 2,400억 원)를 각종 연구소 및 홍보단체에 제공한다. 유제품이 건강을 위한 선택일 뿐만 아니라 질병을 이겨내는 필수 식품이라고 홍보한다. 낙농업계는 이렇게 말한다. "칼슘이 풍부하게 들어있는 우유 및 유제품을 반드시 먹어야 합니다. 불행하게도 미국인들은 아직도 칼슘을 충분히 섭취하지 못하고 있습니다. 따라서 골다공증 같은 만성질병에 대한 위험성이 증가하고 있습니다."

낙농업계의 이런 공포마케팅은 성공적이었다. 미국인들의 연평균 유제품 소비량은 1981년도 245kg에서 2011년도에는 281kg으로 증가했다. 연평균 우유 소비량도 6~12세 어린이의 경우 1인당 106리터로 증가했다. 18세 이하 어린이 및 청소년의 거의 절반(46%)이 매일 우유를 마신다. 낙농업계와 유제품 회사 마케팅 예산의 18%가 학생을 목표로 한다는 사실은 이제 놀랄 일도 아니다. 학생들은 슈퍼마켓 세일행사에 가장 효과적인 타깃이다. 그들은 무엇이 건강에 좋은지 모른다. 광고나 홍보나 세일에 가장 취약한 세대인 것이다.

소는 말이 없고
사람은 거짓말을 한다

미국 중서부에서 내가 유년시절을 보낼 때, 내 친구이자 암소 캐릭터인 엘시Elsie는 우유가 뼈를 강하게 한다고 나를 가르쳤다. 내가 하와이로 가서 젊은 의사시절을 보낼 때, 하와이 낙농업을 상징하는 캐릭터인 래니 무Lani Moo는 우유는 많이 먹을수록 몸에 좋다고 확신에 찬 표정으로 나를 가르쳤다. 내가 캘리포니아로 이사했을 때 그 역할은 101번 고속도로를 따라 줄지어 선 광고판에서 우유를 들고 활짝 웃고 있는 클로Clo(소노마 카운티에서 생산되는 클로버 우유의 상징인 암소 캐릭터-편집자주)에게로 넘겨졌다. 이렇게 친근한 미소로 우유를 권하는 귀여운 친구들에게 우리는 자신도 모르는 사이에 무방비로 공략당하고 있다.

소는 무어라 말할까. 사랑스러운 우유 제공자인 소와 함께 초원에 마주 서서, 우유에 대해서 논쟁하는 것은 쉬운 일이 아니다. 유제품을 먹지 않으면 칼슘 부족으로 위험에 처하니 조심하라고 소는 말할까? 그런데 잠깐 생각해보자. 당신은 칼슘 부족으로 고통을 겪고 있는 사람을 본 적이 있는가? 칼슘은 우리 뼈가 똑바로 서는 데 실패하지 않게 하는 유일한 물질인가? 칼슘은 오직 낙농업계만 제공할 수 있는 미네랄인가?

소는 무엇을 먹고 엄청난 칼슘을 만들어내는가?

생각해보자. 우유를 만들어내는 소는 어디서 칼슘을 얻는가? 몸에서 바로 만들어낼까? 천만의 말씀이다. 소는 흙에서 그것을 얻는다. 칼슘은 새로 창조되거나 파괴되지도 않는 기본적인 미네랄 요소다. 식물은 칼슘 및 각종 미네랄을 뿌리를 통해 흙에서 빨아들인다. 식물이 자라면서 칼슘은, 뿌리에서 줄기를 거쳐 열매나 채소 내에 있는 섬유조직에 저장된다. 소가 풀이나 각종 식물을 먹을 때, 칼슘이 소의 몸 안으로 들어온다.

따라서 나는 여러분이 소를 거치지 말고 식물에서 곧바로 칼슘을 섭취하라고 강하게 주장하고 싶다. 인간과 소뿐만 아니라 지구상에 걸어 다니는 가장 큰 동물들(말, 낙타, 하마, 코끼리…)의 뼈를 튼튼하게 해주는 칼슘과 미네랄의 원천은 식물이다. 동물이나 유제품이 아니란 뜻이다.

모든 포유류들은 영아기에 반드시 그 어미의 모유를 필요로 한다. 그리고 소나 말이나 코끼리와 같이 덩치 큰 동물들은 그들의 거대한 뼈를 지탱해주는 칼슘을 소젖 없이도 식물에서 충분히 얻고 있다. 그런데도 그보다 훨씬 왜소한 인간이 식물성음식을 통해 필요한 칼슘을 얻는 것이 불가능하다고 생각하는 이유는 무엇일까? 사실 그랬다.

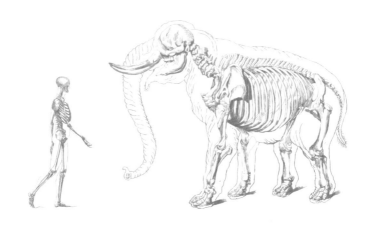

코끼리와 같은 대형 초식동물은 오늘도 풀을 먹고 내일도 풀을 먹는다.
그들은 식물을 통해 충분한 단백질과 칼슘을 섭취하면서
그 크기(10톤)와 수명(60~70년)을 유지한다.
하물며 코끼리보다 훨씬 작은 인간은 말해서 무엇 하라!

과거에도 그랬고 지금까지도 지구상 대부분의 인간들은 소젖의 도움 없이 뼈를 튼튼하게 성장시켜왔다. 인간은 소의 젖을 통해서 추가로 칼슘을 보충받을 필요가 전혀 없었다. 그것은 지금도 변함없는 사실이다.

문제는 어디에서 칼슘을 얻느냐가 아니라, 칼슘 그 자체에 있다. 당신이 이 사실을 알기만 하면, 유제품이나 다른 음식을 통해 칼슘 섭취를 늘릴 필요가 전혀 없다는 확신을 갖게 될 것이다. 우리 인간의 먼 조상으로부터 현생인류인 호모 사피엔스에 이르기까지, 700만 년을 진화하면서 단 한 번의 예외도 없었다.

사람을 설득시키기 위해서는 어느 정도 이론이 필요하다. 당신에게 그 이론의 기본을 알려주겠다. 칼슘을 신체에 알맞게 섭취하는 가장 좋은 방법은, 치즈 및 기타 유제품과 같은 동물성단백질을 멀리하는 일뿐이다. 한 번도 들어보지 않은 말이라고 당신이 반박할 것이라는 사실도 나는 안다.

칼슘이 과도하면 몸에 치명적으로 해롭다

칼슘이 중요하지 않다는 말을 하려는 것이 아니다. 칼슘은 미생물로부터 식물과 동물에 이르기까지 필수적인 물질이다. 칼슘은 인간의 몸에서 발견되는 가장 풍부한 미네랄인데, 성인의 경우 평균 1kg 정도가 있는데, 그중 99%가 인산칼슘염의 형태로 뼈에 저장되어있다. 칼슘은 뼈대를 잡아주고 신경시스템 및 혈관기능을 규칙적으로 활성화시켜준다. 몸의 칼슘밸런스를 맞춰주기 위해서 우리 몸의 3가지 기관이 아주 효율적이고 정교하게 움직인다.

여기서 3가지란 위장과 뼈, 그리고 신장을 말한다. 만일 칼슘을 지나치게 섭취하면, 장내 세포가 초과분에 대해 거부반응을 일으키고, 신장도 협력하여 잉여분을 제거하게 된다. 만일 몸이 잉여 칼슘을 배설하지 못한다면 어떻게 될까? 당연히 몸에 흡수될 것이다. 심장과 근육과 피부와 신장에 침투하게 되고 심장과 신장에 문제가 생겨 결국 죽음에까지 이르게 되는 것이다.

한편 칼슘을 적게 먹으면 어떻게 될까? 신장은 몸으로 이미 가져온 칼슘을 안전하게 보호하는 한편, 위장은 음식에서 더 많은 칼슘을 뽑아낸다. 인간의 몸이 이렇게 소중한 미네랄을 효율적으로 운영했기 때문에, 인류역사를 통틀어 '칼슘 부족 현상'이라는 말을 한 번도 들어보지 못한 것이다. 현재에도 수십억 명이 식물에서 칼슘을 섭취하고 있다. 그러나 칼슘 부족이란 말은 지구상 어디에서도 들리지 않는다. 그러나 오직 한쪽에서는 계속해서 '당신은 칼슘 부족이다'라고 소리 높여 목청을 돋우고 있다. 어디일까? 그렇다. 바로 낙농업계와 유제품업계와 매스컴이다.

칼슘이 부족해서 몸이 아픈 적이 있는가?

전 세계 어느 과학적 연구발표를 다 헤집어보아도 칼슘 부족으로 생긴 질병에 대해 보고된 바는 없다. 뼈가 약화되어 골절되고 변형되어 생기는 구루병이라는 말은 들어봤을 것이다. 구루병은 주로 어린이에게서 많이 발견되는데, 거의 모든 경우 햇볕을 충분히 쬐지 못해서(10장 참조) 비타민 D의 결핍에 의해 발생한다. 아주 드문 예로 칼슘 부족으로 구루병이 생기기도 하는데(영양장애 구루병이라 부른다) 아주 심하게 결핍된 식단에서만 드물게 발견된다. 이런 극소수의 경우에서도 칼슘이 부족해서 발생한 병이라는 것은 분명하지 않다.

낙농업계의 마케팅 캠페인과는 반대로, 어린이의 경우에도 '칼슘을 더 섭취하는 것이 뼈를 더 튼튼하게 하지 않는다'는 수많은 과학적 연

→ 10명의 아이를 낳는 반투족Bantu 여성들은
　어디에서 칼슘을 섭취하는가?

　아프리카의 반투족 여성들은 유제품을 전혀 먹지 않는다. 대신 다양한 채소를 통해 하루 250~400mg의 칼슘을 섭취한다. 이는 미국에서 임신 여성에게 권장하는 하루 1,000~1,300mg 칼슘 섭취량의 1/4~1/3 정도밖에 되지 않는다.

　통상 반투족 여성들은 약 10명 정도의 아이를 낳는데 거의 모든 아이들에게 10개월 동안 모유수유를 한다. 물론 유제품은 먹지 않으며 미국인에 비해서 훨씬 적은 양의 칼슘을 섭취한다. 당연히 칼슘 보충제도 먹지 않는다. 계속되는 임신과 모유수유로 칼슘 요구량이 엄청난데도 말이다. 우리는 반투족 여성들이 심한 골다공증에 시달리지 않을까 걱정한다. 그러나 반투 여성들 중에 골다공증 환자는 사실상 없다.

　각종 조사에 의하면 아프리카의 시골 여성들이 도시나 서구 국가로 이주한 후, 동물성식품을 통해 칼슘과 단백질을 많이 섭취하고 나서 골다공증을 앓기 시작했다. 더 많은 칼슘을 섭취했는데 왜 골다공증으로 고생한 것일까? 서구식 식단에는 동물성단백질이 지나치게 많은데, 이 동물성단백질에는 식이산Dietary Acids 또한 과도하게 많다. 이 과도한 식이산이 칼슘을 소변으로 배출시킨다. 칼슘이 많은 서구식 스타일의 음식을 먹더라도, 칼슘을 흡수하는 속도보다 배설하는 속도가 훨씬 빠르기 때문에 칼슘이 부족해지고 골다공증에 걸리는 것이다. 육류 섭취가 많은 나라의 순위가 골다공증 발병 순위와 일치하는 이유다.

출처

- Walker AR. Osteoporosis and calcium deficiency. *Am J Clin*

Nutr. 1965 Mar; 16: 327-36.

- Smith RW Jr, Rizek J. Epidemiologic studies of osteoporosis in women of Puerto Rico and southeastern Michigan with special reference to age, race, national origin, and to other related and associated findings. *Clin Orthop Relat Res*. 1966 Mar-Apr; 45: 31-48.
- Wynn E, Krieg MA, Lanham-New SA, Burckhardt P. Postgraduate symposium: Positive influence of nutritional alkalinity on bone health. *Proc Nutr Soc*. 2010 Feb; 69 (1): 166-73.

구발표가 즐비하다. 2005년 미국 소아과 의학저널인 〈소아건강〉Pediatrics 에서는 다음과 같이 밝혔다. "어린이와 청소년이 우유와 유제품의 섭취를 늘린다고 해서 뼈가 강화된다는 증거는 어디에도 없다."

낙농업계도 할 말이 없어졌다

역사와 전통에 빛나는 미국낙농협회National Dairy Council는, 우유와 유제품이 골다공증 예방에 효과적이라고 말한다. 그러나 이것은, 우유가 뼈 건강에 미치는 영향에 관한 과학적 연구들과는 상반된 것이었다. 57가지의 연구결과에서 반 이상(57%)이 효과를 보지 못했고, 29%가 약간의 효과를 보았지만, 14%는 오히려 뼈에 문제가 생긴 것으로 나타났다.

이 실험은 무작위로 7개 단체(가장 신뢰받는 연구원으로 구성된)를 선정해서 진행했는데, 그중 6곳은 낙농업계가 후원하는 단체였다. 대부분의 단체가 낙농업계의 자금을 지원받는 업체였는데도 유제품의 효과를 입증하지 못했다는 말이다.

무작위로 선정된 곳 중 한 단체는 폐경이 된 여성에 대한 우유의 효과에 대해 관찰했다. 나머지는 사춘기 및 월경 전의 소녀에 대해서도 관찰했고, 우유가 아닌 다른 칼슘음식을 사용하는 사람에 대해서도 관찰했다. 폐경기 여성의 경우는 우유를 추가로 마신 결과, 전보다 뼈의 손실이 더 많았다. 저자의 설명은 다음과 같다. "우유에 포함된 단백질 성분이 칼슘밸런스에 부정적인 영향을 준 것이 분명합니다. 신장이 심하게 손상되었고 뼈에 구멍이 생기는 골 흡수는… 이것은 아마도 우유를 마셔서 30% 증가된 단백질 때문일 것입니다."

2006년 〈브리티시 의학저널〉British Medical Journal은 다음과 같이 발표했다. "소에서 나온 우유 및 유제품을 자주 먹는 사람들은, 노년에 골다공증 및 엉덩이골절에 걸릴 확률이 월등히 높다." 이제는 많은 사람들이 알게 된 것처럼, 음식에서 칼슘을 과도하게 섭취하면 누구든지 엉덩이골절의 위험성이 높아진다. 유제품의 섭취는 뼈에 심각한 손상을 준다. 파마산 치즈Parmesan Cheese처럼 딱딱한 치즈는 특히 더 위험하다. 동물성식품에서 발생하는 과도한 산성물질 때문에 몸에 엄청난 부담을 준다는 사실은 이제 놀라운 일도 아니다.

아이러니하게도 칼슘이 많은 동물성식품들은 단백질이 지나치게 많은 경향이 있다. 인간은 이 과도한 단백질을 모두 흡수하지 못하도록 700만 년 진화해왔다. 몸이 위험에 처해지기 때문이다. 앞에서도 언급했듯이 여분의 단백질은, 당신의 뼈에 있는 칼슘과 결합해서 몸 밖으로 배출된다. 골다공증에 안 걸릴 수가 없다.

우유의 단백질은 뼈에 심각한 손상을 준다

전 세계적으로 칼슘 섭취가 증가하면서, 엉덩이골절과 신장결석이 함께 증가했다. 미국, 캐나다, 노르웨이, 스웨덴, 호주, 뉴질랜드는 골다공증 환자 비율이 최고로 높은 나라들이다. 반면에 동물성식품 및 고칼슘식품을 많이 섭취하지 않는 아시아와 아프리카의 농촌 및 산간 지역은 골다공증이 거의 발견되지 않는다.

골다공증은 얼마든지 조절이 가능한 병이다. 가장 중요한 것이 음식습관이다. 단백질 및 산의 농도가 높은 산성식품을 섭취하면 위험은 증가되는데, 다름 아닌 고기, 생선, 계란, 우유, 치즈 및 각종 유제품 등이 주범이다.

우리의 뼈는 우리가 먹는 산성물질을 중화시키는 역할을 하기도 하고, 그 음식에서 칼슘을 흡수하는 역할을 하기도 한다. 알칼리 성분이 풍부한 과일과 채소는, 부족한 물질을 채워 넣어서 뼈를 보호하

→ 각종 음식에 포함된 산의 농도

체다치즈	+10.0
생선(대구)	+9.3
닭고기	+7.0
소고기	+6.3
완두콩	+1.0
밀가루	+1.0
감자	−5.0
사과	−5.0
바나나	−6.0
토마토	−18.0
시금치	−56.0

위 도표는 100칼로리당 신장의 산도를 표시함. 산도가 가장 높은 음식(+로 표시)으로부터 알카리성(−로 표시)이 가장 높은 음식순으로 표시함.

는 일은 물론, 산을 중화시키는 데도 큰 역할을 한다.

우유는 송아지를 위한 것 아닌가?

우유팩에 인쇄된 성분표시는 악명이 높아서 잘못 알면 오해하기 십상이다. 지방이 3.5%(전체 무게 중에서 3.5%) 함유되어있다고 적혀 있다. 그러나 사실 칼로리의 절반이 지방에서 나오고 그것도 모두 포화지방이어서 동맥경화의 위험에 노출된다. 저지방우유나 2%지방우유도 마찬가지다. 칼로리의 1/3(32%)이 지방에서 나온다. 치즈는 최악인데 칼로리의 70%가 지방에서 나온다. 지방은 비만의 원인이고, 비만은 제2형 당뇨의 원인이 된다.

유제품은 지방 비중이 매우 높아서 더 위험한 것으로 알려져왔다. 그러나 사실 우유 속의 단백질과 유당인 락토오스Lactose도 질병을 일으킨다. 일반 우유나 저지방 우유 모두, 지방뿐만 아니라 다른 성분들도 암의 원인이 되기도 한다. 우유에 들어있는 단백질은 IGF-1(Insulin-like Growth Factor-1)과 같은 유사 성장호르몬을 증가시켜 암의 성장을 촉진하는데, 결국 유방암, 전립선암, 뇌암, 결장암, 폐암의 위험성이 증대된다.

유제품은 각종 음식 알레르기와 심각한 자가면역성 질환의 주범인데, 류머티스 관절염, 천식, 다발성경화증 등을 광범위하게 확산시킨다. 우유 속에 함유된 유당 락토오스는 잘 분해되지 않아서 거의 대부분 위경련 및 설사의 원인이 된다.

유제품의 수많은 성분(단백질, 지방, 콜레스테롤, 식이섬유 부족, 복합 탄수화물 부족 등)이 문제를 일으킴에도 불구하고, 개별 성분들 각각의 영향만을 평가하는 근시안적 접근법은, 핵심을 피해가려는 의도가 엿보인다. 유제품은 지방을 만들어서 질병을 낳는다. 이것이 핵심이다. 우유는 인간에게 해악을 끼치려고 의도적으로 만들어지지는

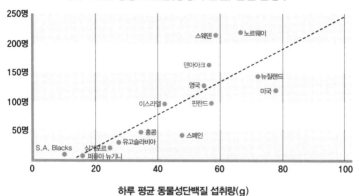

인구 10만 명당 고관절(엉덩이 관절) 골절 발생수

이 도표는 동물성단백질의 섭취량이 많은 국가일수록
고관절이 부서지는 현상이 증가한다는 사실을 의심의 여지 없이 보여준다.

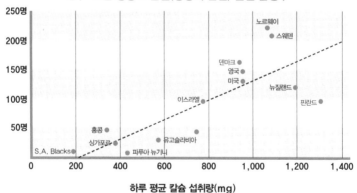

인구 10만 명당 고관절(엉덩이 관절) 골절 발생수

이 도표는 칼슘 섭취량이 많은 국가일수록
고관절 골절 현상(엉덩이뼈가 부서지는 현상)이 증가한다는 사실을
의심의 여지 없이 보여준다.

않았다. 그러나 생각해보자. 사자의 젖은 사자를 위한 것이고, 쥐의 젖은 쥐를 위한 것이다. 당연히 우유는 소를 위한 것이고, 그것도 송아지에게 6달 동안 먹이기 위한 것일 뿐이다. 자연을 거스르면 반드시 그 대가를 치르게 되어있다.

칼슘영양제는 왜 몸에 해로운가?

칼슘영양제의 경우 단독으로는 뼈의 골밀도를 증가시키지만, 골절의 위험성을 감소시키는 데 도움을 주지는 못한다. 오히려 골절의 위험성을 증가시킨다. 칼슘영양제의 이점이 있다면 그것은 칼슘 때문이 아니라 그 영양제의 알칼리화 효과 때문일 것이다. 뼈를 이롭게 하는 것은 칼슘이 아니라 산성물질(고기, 생선, 계란, 우유, 유제품의 섭취에서 생기는)을 중화시키는 알칼리성물질(녹말음식, 과일, 채소에서 나오는)이다.

또다시 생각해보자. 만일 유제품이 우리 몸을 그렇게 건강하게 했다면 영양제 사업은 무슨 쓸모가 있겠는가. 더욱이 요즘에는 우유패키지에 '칼슘추가'라는 문구까지 등장한다. 우유에는 칼슘이 듬뿍 들어있다고 광고하면서 칼슘을 또 추가했다는 말은 자신감 부족인가? 자기기만인가? 이도 저도 아닌 마케팅 상술인가? 더구나 칼슘영양제는 아주 위험하기까지 하다. 칼슘은 인의 흡수를 방해해서 변비의 원인이 되며, 장기적으로 복용할수록 더 큰 해악을 끼치게 된다.

〈브리티시 의학저널〉 2010년 7월호에서는 칼슘영양제(비타민 D가 첨가되지 않은)가 심장병의 위험을 증가시킨다고 발표했다. 1만 2천 명의 참여자를 동원하여 11회에 걸쳐 실험한 결과, 칼슘영양제는 심장마비 증세를 약 30% 증가시켰고 중풍 및 사망 위험율도 상당히 증가시켰다. 저자는 이렇게 언급하고 있다. "칼슘제를 5년 동안 복용한 1천 명 중에서 14명의 심근경색, 10명의 뇌졸중(중풍), 13명의 사망이 추가적으로 발생했다."

이보다 더 단순한 설명이 어디 있을까. 불행하게도 칼슘제나 칼슘 농축 영양제를 따로 복용하는 것은 몸의 밸런스를 무너뜨려 질병과 사망에 이르게 한다는 것을 다시 한 번 강조하고 싶다.(자세한 것은 10장을 참조) 그것들은 자연에서 직접 가져온 것이 아니라, 공장에서 인위적으로 조작된 것이기 때문이다. 수백만 년 자연과 함께 진화해온 인간의 몸에 이상을 일으키지 않는다면 그것이 오히려 더 이상한 일 아니겠는가?

유제품은 매우 오염된 식품이다

유제품은 그 오염의 위험성 때문에 미식품의약청에 의해 가장 자주 리콜(회수)되는 식품이다. 유제품은 살모넬라균, 포도상구균, 리스테리아균, 대장균과 같은 박테리아 때문에 부패하기 쉽다. 또한 유제품은 만성 염증성질환으로 평생 고생하게 하는 크론병의 원인이기도 하다. 림프종과 백혈병, 면역결핍증 등의 원인으로 알려진 바이러스들도 축사를 통해 오염되기도 한다.

2007년 미농무부 소속 동식물검역소에서는 미국 내 유제품을 생산하는 축사의 89%에서 소들이 소백혈병Bovine Leukemia 바이러스에 감염되었다고 발표했다. 바이러스가 확산되는 이유는, 집유기 및 주사기 등 각종 도구를 공유하는 공장식 축산이 원인이다. 공장식 농장에서는 다우너 소Downer Cows라고 불리는 병든 소를 닭이나 돼지의 먹이로 사용한다. 또한 닭이나 돼지에게서 나온 쓰레기들을 다시 소에게 먹임으로써 각종 잡균을 재창조해낸다.

이러한 생산과정은 미국 내 모든 우유 공급업체(한국도 크게 다르지 않음 - 편집자주)에게도 다시 영향을 준다. 500마리 이상의 젖소를 사육하는 농장의 우유 저장탱크에서 이런 바이러스가 100% 검출되었다는 사실이 밝혀졌다. 과학자들은 이러한 엄청난 사실을 1969년에 이미 알고 있었다.

소백혈병을 유발하는 바이러스는 우유를 통해서 염소나 양과 같은 동물로 쉽게 확산되는데, 감염된 후에 백혈병으로 발전될 가능성이 있다. 2003년 12월 캘리포니아 대학 버클리 캠퍼스에서는 '첨단의 측정방법이 동원된 실험에서 선택된 지역주민 257명 중 74%가 소백혈병 바이러스에 감염되었다'고 연구결과를 발표했다.

미국에서는 매년 4만 5천 명의 새로운 백혈병 환자와 7만 4천 명의 새로운 림프종 환자가 '명확하지 않은 이유'로 발생한다. 소백혈병 바이러스와 이런 질병의 연관성이 명확하지 않다고 낙농업체에서 아무리 연구결과를 발표할지라도, 이런 제품을 먹고 마시는 당신과 당신 가족은 질병에 대해 스스로 책임지는 수밖에 없다.

백혈병 바이러스에 감염된 유제품을 먹어도 안전하다는 증명서를 본 적이 있는가, 들은 적은 또 있는가? 반대로 이런 바이러스는 육류와 유제품을 먹는 대부분의 사람들에게 감염을 일으킨다는 분명한 정보는 너무도 많다. 댐을 채우고도 넘칠 정도로 많다.

유제품만 없애도 당신은 날씬해질 것이다

영양학적으로 말해서 유제품은 소나 양의 고기와 유사하다. 현명한 사람들은 모두 알고 있는 것처럼, 둘의 차이점은 육류를 많이 먹는 것이 더 건강에 나쁘다는 사실뿐이다. 그럼에도 불구하고 우리는 각종 홍보와 마케팅에 세뇌되어있다. 우유와 유제품이 인간의 뼈를 튼튼하게 해준다고 지금도 믿고 있으며, 일부는 우유가 다이어트에 좋다는 확신까지 하고 있으니 어처구니없는 일이다.

당신이 만일 한 종류의 음식습관을 없애길 원한다면, 유제품을 없애는 것만으로도 건강이 훨씬 좋아지고 외모도 날씬해질 것이다. 내가 아무리 고기, 생선, 계란, 우유, 유제품이 나쁘다고 주장해도 소용없다. 내가 아무리 동물성식품으로 인한 건강과 환경의 해악을 주장한다 해도 소용없다. 지금 당신이 실천하는 것이 중요하다.

지금 냉장고에 있는 유제품을 모두 초원의 송아지에게 돌려주시

라. 소의 것은 소에게, 닭의 것은 닭에게 돌려주시라. 소가 소의 것만
으로 더 행복해지듯이, 인간도 인간의 것만으로 더 건강하고 행복해
질 것이기 때문이다.

• • •

도나 번즈 Donna Byrnes
(플로리다주 아멜리아 아일랜드 거주, 은퇴정보 시스템 프로젝트 매니저)

나는 뉴욕시 외곽에서 어린 시절을 보냈다. 당시 내가 먹던 음식들은 전형적인 미국식 음식들이었다. 고기와 인스턴트 음식, 그리고 가공된 각종 육류 등이 그것이었다. 나는 어릴 적부터 과체중에 변비 환자였고, 20살이 되기도 전에 관절염이 왔다. 10대 때부터 나는 시중의 각종 다이어트를 따라 했었다. 저탄고지 다이어트, 저지방 다이어트 등 안 해본 것이 없었다. 그러나 늘 요요현상으로 끝이 났다.

40대가 되자 내 건강은 급격히 악화되기 시작했다. 온몸에 안 아픈 곳이 없었다. 발가락도 아팠고 무릎에도 관절염이 있었다. 침대에 누우면 엉덩이가 아팠다. 소화불량과 방광염, 두통, 늑골연골염, 안면홍조, 심한 감정기복 등이 있었다. 몸이 아파지면서 체중도 함께 늘어갔다. 밤마다 불면증에 시달렸고 아침이 되면 억지로 침대에서 굴러 나오는 생활이 계속되었다. 40대 초반인데 이미 폭삭 늙어버린 느낌이었다. 결국 나는 의사들을 찾아갔다. 그들은 내게 적게 먹어야 한다고 말했으나, 육식과 채식 등 식이요법에 대해서는 딱히 무엇이 정답이라고 말하지 않았다. 의사와 병원을 계속 찾았지만 내 몸과 마음은 완전히 엉망진창으로 망가지기만 했다.

그러다가 친구의 간곡한 권유로 〈맥두걸 박사의 자연식물식〉이라는 책을 읽게 되었다. 그 책은 이제까지 읽었던 책들과는 완전히 다르다는 사실을 한눈에 알 수 있었다. 박사님은 단순히 살을 빼기 위한 다이어트를 권하지 않았다. 박사님은 이 책에서 '저지방 자연식물식 위주의 식단을 강조'했다. 감자, 현미, 채소, 과일의 사진을 넘겨보면서 '나도 이 정도면 할 수 있겠다' 싶었다.

우선 고기와 술을 끊는 것부터 시작했다. 가장 쉽게 할 수 있는 일들이었다. 그다음에는 유제품도 끊었다. 기름이 들어간 식품도 끊었다. 효과는 바로 나타났다. 자질구레하던 각종 질병이 사라지기 시작했다. 갈수록 몸이 쾌적해졌다. 통증도 사라졌으며 불면증까지 사라졌다. 두통과 안면홍조와 방광염과 늑골연골염도 사라졌다. 몸에 통증이 사라지면서 체중이 줄어들기 시작했다.

운동을 병행하자 체중이 무려 35kg이나 줄었다. 과거에는 침대에서 쉽게 일어나지 못했는데 이제 매일 아침 상쾌하게 일어나 새 하루를 맞이할 수 있게 되었다. 2008년 2월, 나는 맥두걸 프로그램에서 주최한 맥두걸 어드벤처McDougall Adventure에 참여해서 나무 꼭대기 사이로 집라인Zipline을 즐기기도 했다. 지난달에는 미서부 해안을 따라 하이킹을 했다. 다음 달에는 그랜드 캐년Grand Canyon을 따라 하이킹과 래프팅을 할 계획까지 가지고 있다. 새 인생을 살게 해준 맥두걸 박사님께 감사드린다.

The Starch Solution

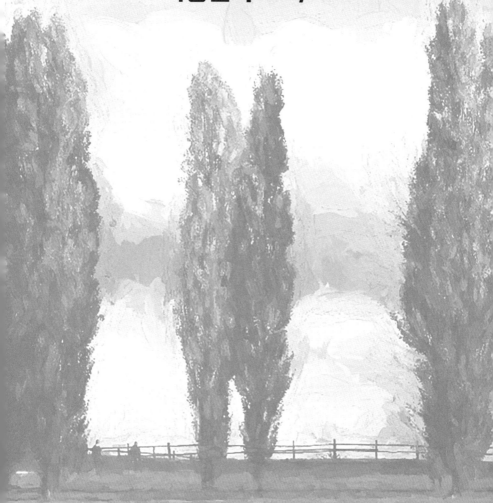

chapter 08

어느 물고기
사냥꾼의 고백

동물성 중심의 식사를 외쳤던 의사, 영양사, 과학자들은 조금씩 혼란스러워지기 시작했다.

소고기, 돼지고기, 닭고기, 달걀, 치즈 등이 지방과 콜레스테롤의 함량이 매우 많다는 각종

연구결과에 당황하기 시작한 것이다. 자칭 전문가들은 건강에 지속적으로 좋은 동물성식품

이 있다고 슬그머니 꺼내 놓은 것이 있는데, 그것이 바로 생선이다.

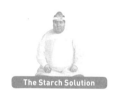

생선은 과연 몸에 좋을까?

유치원에 다녔던 5살 무렵, 바닷물고기의 생활을 묘사한 영화를 보고 나는 바다와 사랑에 빠지게 되었다. 그 영화는 강렬한 무지갯빛 물고기와 아름다운 산호초, 거대한 조개와 은둔의 왕 대게의 모습을 보여주었다.

12살 무렵에는 아버지와 함께 스쿠버 다이빙을 하곤 했다. 나의 수 중탐구는 물 색깔이 뿌연 미시간호수 근처를 벗어날 수 없었다. 10 대 초반이었을 때 우리 가족은 노스캐롤라이나의 아우터 뱅크스Outer Banks로 바캉스를 갔는데, 엄청난 규모로 리조트 시설이 들어서있는 섬이었다. 작은 보트에 낚싯대를 매달고 정신없이 광어, 블루피쉬, 황새치 등을 잡았다.

큰 바다로 나간 나의 첫 번째 스쿠버 다이빙은 1969년 미시간 주립 대학교 의과대학 1학년 봄방학 때였다. 이때 나는 플로리다 키스 제도Florida Keys 수중공원에 있는 '존펜캠프 산호초 주립공원'을 여행했다. 구불구불한 산호초 숲 사이를 헤엄치며 수천 마리의 아름다운 물고기들이 유영하는 모습을 즐겼다. 나는 아내 매리와 함께 그곳으로도 신혼여행을 갔는데, 3년 후에 스쿠버 다이빙을 하러 다시 찾아갈 정도로 아름다운 곳이었다.

1972년 우리는 하와이로 다시 이사 갔다. 이사를 가자마자 우리는 작은 수족관을 구입했고 그물로 열대어를 잡아넣었다. 그러나 불행하게도 열대어들은 잡은 지 며칠 되지 않아 수족관에 배를 드러내고 죽어버렸다. 우울한 첫 경험이었다. 자연에서 살던 물고기들은 인공수조로 들어온 후 스스로 장엄한 최후를 선택하곤 했다. 그 후로도 하와이와 캘리포니아에서 여러 번 크고 아름다운 물고기(참치, 연어, 만새기 등)를 줄낚시나 작살로 잡았다. 나는 그때 물고기를 잡는 이러한 행위가 인간의 고유한 권리라고 생각했다. 단백질과 좋은 지방은 건강에도 좋은 것이어서 물고기는 그런 영양을 주는 가장 멋진 음식이라고 의미를 부여했다. 아주 자연스러운 것처럼 보였다. 그러나 내가 알지 못하는 것이 너무 많다는 것을 나중에서야 깨닫게 되었다. 행복했지만 무지했던 어린 시절 이후 50여 년 동안 살아있는 바다 생태계의 엄청난 파괴를 직접 목격하게 되었다. 나도 물론 그 파괴의 일등공신이었음을 부인할 수 없었다. 1950년대 이후로 전 세계 물고기의 90%가 수산업 비즈니스에 의해 사라졌다. 1/3 이상의 바닷물고기(참다랑어, 대서양 대구, 알래스카 대게, 태평양 연어 등)가 처참히 살해되었으며 물고기 종의 7%가 지구상에서 사라졌다.

지난 10년 동안 어획량 감소로 인해 자연산 연어의 가격이 3배나 올랐다. 참치의 부족으로 인해 일본인들은 스시에 쓰이는 연어 대신 소고기를 쓰기도 한다. 물고기의 멸종을 방지하기 위해 캘리포니아에서는 연어 낚시를 종종 금지하기도 한다.

2002년 그토록 좋아했던 플로리다 산호초 공원에 다시 갔을 때, 그곳은 이전의 풍요로운 곳이 아니었다. 환경파괴와 바닷물의 온난화로 인해 황량하고 척박한 바다로 변해있었다. 이대로 가면 2048년에 모든 물고기와 해산물이 멸종될 것이라고 경고를 받고 있다. 바닷물고기의 씨를 말리고 환경을 파괴한다는 이유뿐만 아니라, 우리의 건강을 개선하기 위해 물고기를 먹는다는 것이 정의로운지 다시 한 번 생각해봐야 할 것이다. 생선은 과연 몸에 좋을까? 아니면 정반대일까? 적당히 생선을 먹으면 건강에 좋다는 그 전문가들의 말이 사실일까? 혹시 몸에 해가 되는 것은 아닐까?

오메가-3는 식물성음식에 충분히 들어있다

오메가-3와 오메가-6는 모두 필수 지방산이다. 몸이 필요로 하지만 몸이 스스로의 작동을 통해 생산해낼 수 없기 때문이다. 즉 필수 지방산이라는 말은, 반드시(필수로) 음식에서 섭취해야 하는 지방이라는 뜻이다. 주로 식물성식품에서 추출되는 이 지방은 매우 중요한 기능을 가지고 있다. 세포를 조직하기도 하고 호르몬을 합성해내는 일을 한다.

이 지방산은 탄소 사슬로 이루어졌기 때문에 탄소의 이중결합이라 부른다. 오메가-3 지방산은 사슬의 끝 3번째 지점에서 이중결합을 하고, 오메가-6 지방산은 6번째 지점에서 이중결합을 한다고 해서 지어진 이름이다. 여기서 중요한 점은, 오직 식물만이 3번째 또는 6번째 지점에서 이중결합을 한다는 점이다. 생선과 동물성식품은 인간의 몸 안에서 오메가-3나 오메가-6 지방을 생산해내지 못한다.

식물에서 생산하는 오메가-3 지방은 알파리놀렌산Alpha Linolenic Acid인데 ALA라고 줄여 부른다. 알파가 붙지 않은 그냥 리놀렌산은 식물에서 생산된 오메가-6 지방이다. 작은 물고기들이 해초류의 ALA를 먹은 다음 긴 사슬 형태의 오메가-3 지방산인 EPA, DHA로 전환시킨 후 지방조직에 저장한다. 인간은 이런 긴 사슬 오메가-3 지방산을 충분히 생산해낼 수 없기 때문에 생선을 통해 섭취해야 한다는 말을 들어봤을 것이다. 그러나 이것은 단연코 사실이 아니다. 수많은 연구결과들이 이것을 증명해주고 있다. 어린이든 성인이든 임산부든 모든 인간은, 물고기의 도움 없이도 ALA로부터 완벽한 분량의 EPA와 DHA를 생산해낸다.

신경조직에 오메가-3 지방산인 DHA가 고도로 농축되어있어서,

생선과 생선오일을 먹으면 정신건강이 향상되고 신경질환이 예방된다고 생각하기 쉽다. 그러나 이는 사실이 아니다. 지구상 어디에도 식물성식품에서만 필수 지방을 섭취해서 신경질환이 발생한 사람은 없다. 생선이나 영양제를 통해 EPA와 DHA를 섭취하지 않아서 치매나 다른 어떤 신경계 질환이 발생한 사람은 한 명도 없다. 수많은 연구결과가 이를 증명해주고 있다.

그뿐만 아니라 생선을 많이 먹은 사람과 생선을 전혀 먹지 않은 사람을 비교했을 때도, 치매와 알츠하이머의 발생 위험은 차이가 없었다. 채식주의자들은 육식을 하는 사람보다 '정신적 청명함'이 2배 이상으로 나타났으며 치매에 걸릴 확률도 50% 이하인 것으로 밝혀졌다.

많은 영양학자와 의사들은 임신 초기의 태아에게 이 성분들이 필요하다고 걱정하기도 한다. 임신 중에 DHA 보조제를 먹은 산모에게서 태어난 영아들의 시각 발달검사 결과 신경계기능이 향상되었다는 결과는 어디에도 없었다. 인디애나폴리스 대학의 인류생물학과 존 랭던^{John Landon} 교수는 필수 지방산에 대한 연구결과를 다음과 같이 발표했다.

"전통적인 식사방식에 근거한 식물성식단이 DHA 또는 오메가-3 지방산을 알맞게 공급하는 데 부족하다는 근거는 어디에서도 찾을 수 없다. 결론적으로, DHA가 뇌의 진화에 있어서 결정적 자원이라는 가설은 수정되어야 한다." 이 말은 무슨 뜻인가. 자연상태에서의 식물성식품만으로도, 태어나서 죽을 때까지, DHA 및 기타 오메가-3

지방산을 충분히 얻을 수 있다는 말이다.

일본인도 생선보다 녹말음식을 더 많이 먹었다

생선을 더 많이 소비하라는 각종 정보는 전통적으로 생선을 좋아하는 국가에서 관찰되기 시작했다. 이 나라에서는 소고기, 닭고기, 돼지고기를 주로 먹는 국가에 비해 심장병이 매우 낮게 발견되었다. 여기에 유명한 국가가 바로 일본이다. 그러나 그들이 건강한 이유가 오직 생선 때문이라고 자신 있게 말할 수 있을까?

좀 더 자세히 들여다보면 일본인의 식단에서 주식은 쌀이라는 사실을 알게 될 것이다. 사실 일본인들의 주식은 생선이 아니라 쌀과 같은 녹말식품이다. 그래서 그들이 더 건강한 것이며, 날씬한 외모를 갖게 된 것이고, 더 활동적이며 더 동안의 얼굴을 가지고 있으며 장수하는 것이다. 전통적인 일본밥상(중국이나 한국도 포함해서)을 살펴보면 큰 밥그릇에 반찬 정도의 양으로만 생선이 놓여있음을 발견하게 된다. 미국에 있는 일본식당에서는 거꾸로, 작은 밥공기에 커다란 생선접시가 놓여있는데, 이것은 건강상으로 큰 손해다. 이것만 보더라도, 미국으로 이민 와서 서구식 식생활로 바꾼 일본인들이 왜 점차 미국인들처럼 빨리 노화되고 뚱뚱하며 질병을 잘 앓게 되었는지 알 수 있다.

수많은 건강 관련 단체들이 오메가-3 지방산이 풍부한 생선을 우

→ 생선과 생선기름은 아주 위험한 음식이다

식품업체의 지원을 받지 않는 각종 양심적인 연구 결과

생선과 생선기름의 섭취는 아래와 같은 각종 질환에 걸릴 위험성
이 있다.

- 생선의 지방은 인체의 지방과 다를 바가 없다. 따라서 생선 지방을 먹는다고 비만의 확률이 절대 줄어들지 않는다.[1]
- 생선은 쇠고기나 돼지고기와 똑같이 혈중 콜레스테롤을 증대시킨다.[2]
- 생선에 함유된 산성이 높은 단백질은 칼슘이 손실되는 속도를 증가시킨다. 따라서 골다공증과 신장결석의 발병률을 급격하게 높인다.[3]
- 오메가－3 지방산은 피를 희석시키는 성질이 있다. 이는 혈전 생성을 예방할 수 있지만, 한편으로 출혈로 인한 합병증의 가능성도 높인다.[4]
- 좋은 지방일지라도 모든 지방은 소염작용을 하기 때문에 면역계를 억제하여 암과 감염 가능성을 높일 수 있다.[5]
- 오메가－3 지방은 인슐린의 작용을 억제하여 혈당을 높이고 당뇨병을 악화시킬 수 있다.[6]
- 생선 지방을 많이 섭취할 경우 임신 기간이 길어져 신생아의 체중이 늘어나므로, 사산 및 출산 시의 부상 가능성과 제왕절개의 필요성이 높아진다.[7]

출처

1. Insull W Jr, Lang PD, Hsi BP, Yoshimura S. Studies of

arteriosclerosis in Japanese and American men. I. Comparison of fatty acid composition of adipose tissue. *J Clin Invest*. 1969 Jul; 48 (7): 1313-27.

2. Davidson MH, Hunninghake D, Maki KC, et al. Comparison of the effects of lean red meat vs lean white meat on serum lipid levels among free-living persons with hypercholesterolemia: a long-term, randomized clinical trial. *Arch Intern Med*. 1999 Jun 28; 159 (12): 1331-38.

3. Robertson W. The effect of high animal protein intake on the risk of calcium stoneformation in the urinary tract. *Clin Sci (Lond)*. 1979 Sep; 57 (3): 285-88.

4. Dyerberg J, Bang HO. Haemostatic function and platelet polyunsaturated fatty acids in Eskimos. *Lancet*. 1979 Sep 1;2 (8140): 433-35.

5. Meydani SN, Lichtenstein AH, Cornwall S, et al. Immunologic effects of national cholesterol education panel step-2 diets with and without fish-derived N-3 fatty acid enrichment. *J Clin Invest*. 1993 Jul; 92 (1): 105-13.

6. Hendra TJ, Britton ME, Roper DR, et al. Effects of fish oil supplements in NIDDM subjects. Controlled study. *Diabetes Care*. 1990 Aug; 13 (8): 821-9.

7. Olsen SF, Osterdal ML, Salvig JD, et al. Duration of pregnancy in relation to fish oil supplementation and habitual fish intake: a randomised clinical trial with fish oil. *Eur J Clin Nutr*. 2007 Aug; 61 (8): 976-85.

선적으로 먹으라고 권유하고 있다. 그런데, 같은 단체들이 생선에 있는 메틸수은과 다른 환경오염물질들에 대해 경고하고 있다. 이런 상반된 정보는 우리를 암초와 산호초 사이에 끼인 것처럼 어찌할 바를 모르게 만든다.

심장을 보호하기 위해서 뇌손상과 암 발생을 촉진하는 화학물질을 먹어야 한다는 어처구니없는 아이러니가 발생한다는 말이다. 결론은 이렇다. 생선을 통해 오메가 -3 지방산을 먹지 않더라도 아무런 위험이 없다. 그러나 당신이 생선이나 생선오일을 많이 먹으면 먹을수록 분명히 위험에 처하게 된다. 어떤 위험일까?

생선에는 수은이라는 치명적인 독성물질이 들어있다

생선을 먹거나 생선오일 영양제를 먹거나 모두 수은중독 위험이 있다. 수은은 자연상태에서 발견되기도 하고 공장의 생산과정이나 산업용 공해에 노출되어 발견되기도 한다. 수은은 강과 우물, 그리고 바다로 스며들어가는데 이때 독성이 강한 메틸수은으로 전환된다. 결국은 먹이사슬로 들어가 더 강한 수은으로 농축된다. 먹이사슬의 꼭대기에 있는 생선은 수은오염에 가장 크게 노출되어있다.

어떤 생선이 먹이사슬의 맨 꼭대기에 있을까? 강꼬치, 배스 등이 대표적이며 참치, 연어, 황새치, 청어, 고등어, 정어리 등이 그 뒤를 따른다. 바닷물고기는 EPA와 DHA의 농도가 매우 높다. 그러나 그렇게 지방산이 많은 생선일수록 수은함유율 또한 매우 높다는 점에 주목해야 한다. 위에 나열한 몇 개의 생선뿐만 아니라, 모든 조개류, 갑각류들도 아주 위험한 환경공해로 오염되어있다.

해산물의 수은오염은 인체 만성수은중독의 유일한 원인이다. 수은중독은 건강에 매우 위험해서 심장, 신장, 면역계와 신경계 질병의 원인이 된다. 특히 수은중독은 뇌 속에서 운동신경장애, 기억상실, 학습장애, 우울증 등의 원인이 된다.

설사 생선이나 생선오일 영양제가 신경장애나 운동장애를 치료하는 데 도움이 된다고 하더라도(사실 전혀 그렇지 않지만), 그 장점이 수은중독의 치명적인 위험성을 상쇄시키지는 못한다. 수은중독뿐만 아니라 생선과 생선오일은 암을 촉진시키는 독성물질도 함유하고 있으며 인체의 임신 및 출산에 악영향을 초래하기도 한다.

생선은 심장병에 매우 위험하다

당신은, 생선이 혈액을 묽게 만드는 오메가-3 지방산이 매우 많아서 심장병을 보호한다는 말을 들어왔다. 물론 혈액이 묽어지면 심장혈관의 혈전(피떡) 형성을 감소시켜서 심장마비 발생을 줄여준다. 그러나 뇌와 신장에 독이 되는 수은은 혈관에 영향을 주어서 활성산소, 염증, 혈전 등을 만들고, 근육신경장애를 일으킨다.

생선은 메틸수은의 문제와 더불어, 소고기, 돼지고기, 닭고기처럼

→ 식물성기름이 심장병을 예방한다는 말은 완전히 거짓으로 밝혀졌다

- 인간의 심장 동맥을 1년 동안 수차례에 걸쳐 촬영한 결과 3가지 종류의 지방(포화지방: 동물성지방, 단일불포화지방: 올리브오일 등, 고도불포화지방:오메가 −3 및 오메가 −6 지방) 모두 죽상경화증으로 인해 피해를 크게 입히는 것으로 드러났다.[1] 이러한 피해를 줄이는 유일한 방법은 지방의 종류를 선택하는 것이 아니라 지방의 총섭취량을 줄이는 것뿐이다.

- 고도불포화지방인 오메가 −3 및 오메가 −6 지방은 죽상경화증에 걸린 인간의 플라크에서도 발견된다. 이는 오메가 지방이 동맥을 손상시키고 죽상경화증을 진행시키고 있다는 증거로 부족함이 없다.[2]

- 심장마비 위험을 예측하는 가장 중요한 징후는 제VII인자 Factor VII의 수치 상승이다. 제VII인자는 혈액을 응고시킨다. 동맥 내에서 혈전이 생겨서 발생하는 심장마비와 뇌졸중의 주요 원인이다. 올리브오일은 동물성지방만큼이나 제VII인자 수치를 늘려 혈전 생성을 높인다.[3]

- 식물성지방 역시 혈액순환에 타격을 준다.[4] 이로써 혈중 산소농도를 20% 감소시킨다.[5] 혈액순환이 감소되면 협심증(흉통), 뇌기능 장애, 고혈압, 피로, 폐기능 장애 등이 발생한다.

출처

1. Blankenhorn DH, Johnson RL, Mack WJ, et al. The influence of diet on the appearance of new lesions in human coronary arteries. *JAMA*. 1990 Mar 23−30; 263 (12): 1646−52.

2. Felton CV, Crook D, Davies MJ, Oliver MF. Dietary polyunsaturated fatty acids and composition of human aortic plaques. *Lancet*. 1994 Oct 29; 344 (8931): 1195-96.

3. Sanders TA, de Grassi T, Miller GJ, Humphries SE. Dietary oleic and palmitic acids and postprandial factor VII in middle-aged men heterozygous and homozygous for factor VII R353Q polymorphism. *Am J Clin Nutr*. 1999; 69: 220-25.

4. Friedman M, Rosenman RH, Byers SO. Serum lipids and conjunctival circulation after fat ingestion in men exhibiting type-A behavior patterns. *Circulation*. 1964 Jun; 29: 874-86.

5. Kuo P, Whereat AF, Horwitz O. The effect of lipemia upon coronary and peripheral arterial circulation in patients with essential hyperlipemia. *Am J Med*. 1959 Jan; 26 (1): 68-75.

근육이 있는 동물들과 아주 유사한 영양성분이 있다. 생선과 각종 고기의 근육에는 공통적으로 단백질, 지방, 콜레스테롤, 메티오닌과 식이산의 성분이 매우 높게 함유되어있다.

또한 아주 결정적으로, 탄수화물과 식이섬유가 전혀 없다. 1%도 아니고 0%라는 말이다. 생선에 있는 콜레스테롤은 혈액의 콜레스테롤을 증가시킨다. 생선오일은 아주 적은 양이라도 몸에 특히 '나쁜' LDL콜레스테롤을 증가시킨다는 점에 주의하시라.

과학적으로도 의견일치를 보았다

학계에서 인정받는 수많은 의학저널을 봐도 결과는 똑같다. 생선
은 심장병 예방에 아무런 효과도 없으며, 오히려 더 나쁜 방향으로
가는 음식이다. 의사와 영양사와 건강단체들이 주장했던, 생선과 생
선오일이 건강에 도움이 된다는 그들의 견해가 잘못되었음을 인정
해야 한다. 의사들은 의대에 다니면서 영양학에 대해서는 거의 배우
지 않고 배우려 하지도 않는다.

더 쉽게 말해서 그들은 당신이 알고 있는 상식(제대로 알고 있거나 잘
못 알고 있거나)보다 더 나을 것이 없다는 말이다. 당신과 다른 점은, 그

→ 다른 음식과 생선의 콜레스테롤 비교표

음식	콜레스테롤(100칼로리당 mg)
배스	60
게	55
대구	53
고등어	51
연어	40
달걀	271
닭고기	37
돼지고기	28
소고기	24

• 곡물, 야채, 과일은 콜레스테롤이 거의 없음

들은 아주 전문적이고 어려운 용어를 사용해서 상대방을 이해시키려 노력하고, 당신은 아주 쉬운 용어로 말해야 이해한다는 점뿐이다.

또한 그 의사들도, 전문가를 자처하는 수많은 개인과 단체의 의견에 흔들릴 뿐이다. 내가 의사여서 잘 안다. 나 또한 그들과 똑같은 과정을 거쳤기 때문이다. 의사가 영양학에 대해서 일반인보다 더 잘 알 것이라는 생각은 버려라. 당신이 그렇듯이, 의사들도 신문에서, 광고에서, TV에서, 책에서 보고 들은 이야기를 똑같이 되새김질할 뿐이다.

동물성 중심의 식사를 외쳤던 의사, 영양사, 과학자들은 조금씩 혼란스러워지기 시작했다. 소고기, 돼지고기, 닭고기, 달걀, 치즈 등이 지방과 콜레스테롤의 함량이 매우 많다는 각종 연구결과에 당황하기 시작한 것이다. 자칭 전문가들은 건강에 지속적으로 좋은 동물성식품이 있다고 슬그머니 꺼내 놓은 것이 있는데, 그것이 바로 생선이다.

멀리 갈 것도 없다. 진료실이나 TV에서 들었던 것과 전혀 다른 '진실의 관점'에서 보고된 결과물들이 수도 없이 많다. 내 책상 위에 산더미처럼 쌓여있어서 숫자를 셀 수조차 없다. 잠깐 맛만 보라는 의미에서 몇 개만 소개한다.

– 2006년 〈브리티시 메디칼 저널〉British Medical Journal이 36,913명을 참여시켜 실시한 생선 및 생선오일 섭취 결과를 다음과 같이 발표했다. "짧은 사슬이나 긴 사슬이나 어떤 형태의 오메가-3

지방산도 생명연장이나 암 예방에 기여한 효과가 전혀 없음."

출처 – Hooper L, Thompson RL, Harrison RA, et al. Risks and benefits of omega 3 fats for mortality, cardiovascular disease, and cancer: systematic review. *BMJ*. 2006 Apr 1; 332 (7544): 752–60.

– 2007년 〈미국 심장병학 저널〉American Journal of Cardiology은 다음 과 같은 결론을 내렸다. "생선 또는 오메가-3 지방산의 섭취와 순환기개선 효과가 전혀 관련성이 없으며, 다른 식사패턴이나 생 활습관(동물성음식을 피하고 금연하고 운동하는 것)과 연관이 있을 가능성이 더욱 높다."

출처 – Cundiff DK, Lanou AJ, Nigg CR. Relation of omega-3 fatty acid intake to other dietary factors known to reduce coronary heart disease risk. *Am J Cardiol*. 2007 May 1; 99 (9): 1230–33.

– 2010년 11월 〈뉴잉글랜드 의학 저널〉New England Journal of Medicine 은 4,837명의 환자를 대상으로 실험한 결과 '심장마비가 발견되 었던 환자들을 대상으로 40개월 동안 EPA와 DHA를 공급해서 치 료한 결과 치료개선 효과를 전혀 보지 못했다'고 발표했다.

출처 – Kromhout D, Giltay EJ, Geleijnse JM; Alpha Omega Trial Group. N-3 fatty acids and cardiovascular events after myocardial infarction. *N Engl J Med*. 2010 Nov 18; 363 (21): 2015–26.

- 2010년 12월 〈미국 의학협회 저널〉Journal of the American Medical Association은 심장이 나쁜 663명의 환자를 대상으로 임상실험을 한 결과 '6개월 동안 생선오일로 임상실험을 했으나 어떠한 건강상의 이득도 보지 못했으며 오히려 동맥에 나쁜 결과를 초래했다'고 발표했다.

출처 - Kowey PR, Reiffel JA, Ellenbogen KA, et al. Efficacy and safety of prescription omega-3 fatty acids for the prevention of recurrent symptomatic atrial fibrillation: a randomized controlled trial. *JAMA*. 2010 Dec 1; 304 (21): 2363-72.

- 2002년 〈뉴잉글랜드 의학저널〉New England Journal of Medicine은 '많은 환자들의 발톱에서 높은 농도의 수은이 검출되었는데 이는 차후 심장마비의 큰 요인이 될 것으로 예상된다'고 발표했다.

출처 - Guallar E, Sanz-Gallardo MI, van't Veer P, et al.; Heavy Metals and Myocardial Infarction Study Group. Mercury, fish oils, and the risk of myocardial infarction. *N Engl J Med*. 2002 Nov 28; 347(22): 1747-54.

- 2009년 〈캐나다 의학협회 저널〉Canadian Medical Association Journal은 생선과 생선오일의 전반적인 효과를 분석한 논문에서 '생선과 생선오일의 섭취를 증가시켜서 이해할 만한 이득을 볼 수 있다는 증거는 전혀 발견되지 않았다. 특히 생선과 생선오일을 심장질환을 예방하는 수단으로 사용할 경우 효과가 있는지 알 수

있는 증거는 더욱 찾기 힘들다.'고 발표했다.

출처 – Jenkins DJ, Sievenpiper JL, Pauly D, et al. Are dietary recommendations for the use of fish oils sustainable? *CMAJ*. 2009 Mar 17; 180 (6): 633–37.

양식 물고기는 더 위험하다

야생에서 잡은 자연산 생선은 가격이 비싸다. 그래서 일반 소비자의 식탁에는 주로 양식 물고기가 올라간다. 화학적으로 오염된 근해에서 잡은 작은 물고기가 양식용 물고기의 먹이다. 이를 먹은 양식용 물고기는 독성물질에 노출될 수밖에 없다. 또한 소에서 나온 부산물로도 먹이를 주는데, 이는 광우병이 물고기로 전염될 수 있고, 그것을 먹는 사람에게도 전염될 수 있다는 심각한 문제를 안고 있다.

양식용 물고기를 빨리 성장시키는 '좋은 지방'은 가격이 비싸기 때문에, 업자들은 주로 팜유, 카놀라유, 아마씨유 등을 선호한다. 물고기가 무엇을 먹느냐 하는 것은 그것을 먹는 인간에게 곧바로 연결된다.

당신은 건강에 좋은 생선오일을 골라서 먹는다고 생각하겠지만, 사실은 심장에 별로 좋을 것 없는 값싼 기름을 먹고 있는 셈이다. 결과적으로 건강한 식생활이라고 알려진 생선을 먹는 행위는, 혈관을 오염시키고 심장병과 중풍의 위험성만 증가시킬 뿐이다.

양식은 또한 심각한 환경오염을 일으킨다. 양식에 필요한 물고기

양식장과 그곳에 뿌려지는 화학물질은 강물과 바닷물을 심하게 오염시킨다. 만일 내 말에 동의하기 힘들다면, 지금 물고기가 되어 느껴보시라. 양식장에 있는 물고기는 죽고 싶어도 죽지 못하는 감옥에 갇힌 심정일 것이다.

또한 청어와 같은 작은 물고기를 잡아서 양식용 물고기의 먹이로 주는 것은, 지구순환계의 질서를 어지럽히는 일이다. 그것들은 연어나 참치, 대구나 송어의 먹이이기 때문이다. 해충을 박멸한다고 농약으로 벌레를 다 죽이면 새는 무엇을 먹고 산다는 말인가. 산에 있는 도토리를 다 쓸어가면 다람쥐는 무엇을 먹을 것이며, 다람쥐가 사라지면 하늘의 독수리와 매는 무엇을 먹을 것인가.

지구순환계의 질서를 어지럽힌 사례로서 '모택동과 참새'의 이야기는 시사하는 바가 아주 크다. 1958년 모택동이 중국의 곡창지대인 쓰촨성에 농촌 현지지도를 나갔다가 곡식을 쪼아 먹고 있는 참새 떼를 보고 몹시 분노하여 '참새는 해로운 새다! 참새 박멸!'을 선포한다.

그 이후 중국에서 대대적인 '참새 박멸운동'을 벌이게 되는데 1958년 한 해 동안 무려 2억 1천만 마리의 참새를 소탕하는 성과를 거두게 된다. 그러나 그로 인한 생태계의 변화와 흉년은 더 큰 재앙을 불러왔다. 참새는 곡식도 먹지만 해충도 잡아먹는다는 것을 생각하지 못했던 것이다. 참새가 사라진 들판은 해충의 세상이 되었다.

중국은 해충으로 인한 막심한 피해를 당했고 당연히 대기근을 겪었다. 그리고 대기근은 4천만 명이 죽는 대참사를 낳았다. 이것은 모택동의 정책 중에서 문화혁명과 더불어 가장 처참한 실패로 평가되는 것이다. 생태계의 흐름을 거스르는 일들은 언젠가 참담한 결과를 보게 되어있다.

낚시여 물고기여, 잘 가거라~

나는 코스타리카 본토에서 48km 떨어진 코코스섬Cocos Island을 즐겨 찾았다. 본토에서 배를 타고 30시간이나 걸리는 거리에 있다. 이 국립공원에서 스쿠버 다이버들은 커다란 물고기들과 같이 헤엄을 즐길 수 있다. 상어와 가오리, 고래상어, 혹등고래, 황새치, 참치 등과 친구가 된다. 감시원들이 이 지역을 계속 순찰을 돌지만, 밀렵꾼들에 의해 지난 20년 동안 70%의 바다생물이 사라졌다.

이대로 가면 3년 안에 커다란 물고기 종류는 이 해양공원에서 사라질 것으로 예상된다. '생선은 몸에 좋다'고 믿는 사람들에 의해서 물고기들은 모두 사라질 것이다. 내가 사랑하는 이 생명력 넘치는 바다에 내 손자가 다시 올 수 없다는 사실은 매우 고통스러운 일이다.

나는 낚시를 그만두면서 환경파괴의 직접적인 목격자가 되었고, 환자들의 병을 치료하는 동안 바다를 바라보는 생각을 완전히 바꾸었다. 채식주의자로 살면서도 한때 낚시도 즐겨 했었다. 낚시를 즐기기 전에는 비프스테이크도 즐겨 먹었다. 생선을 먹든 육류를 먹든 내 건강에는 똑같이 나쁜 영향을 주었다. 생선은 건강식품이 아니다. 생선이 건강식품이라는 거짓된 정보를 믿는 사람들에 의해서 물고기의 10%가 벌써 사라져버렸다.

그러나 희망이 전혀 없는 것은 아니다. 정확한 정보를 통해서 우리는 새로운 변화를 시도해야 한다. 우리 주위에서 쉽게 구해서 건강을 회복할 수 있는 맛있는 녹말음식(공장에서 화학약품으로 버무린 정제탄수화물이 아닌)이 지천으로 깔려있다. 녹말음식은 우리 인간과 바다의 건강을 되살려놓을 기회가 될 것이다. 빨리 알아차리고 빨리 실천할수록 당신도 살아나고 지구도 살아난다.

나는 이렇게 살을 빼고 병을 고쳤다 7

• • •

네티 테일러Nettie Taylor
(사우스 캘리포니아주 렉싱턴 거주, 가톨릭 성당 교육 담당)

나는 고등학교에 입학하기도 전부터 다이어트를 시작했다. 10대 때에는 살을 빼기 위해 각성제인 암페타민Amphetamine도 복용했었다. 대학교 때는 멋진 파티복을 입기 위해 1주일 동안 굶어보기도 했다. 임신을 해서 몸무게가 급증할 때까지 세상에서 유명하다는 모든 다이어트를 해보았다. 그러나 둘째 아이를 낳은 후 내 몸무게는 90kg이 되었다.

나는 황제 다이어트라 불리는 앳킨스 다이어트를 시도했다. 고기와 계란만 먹고 살을 뺐다. 그러나 몸이 아파오기 시작했다. 더 이상 계속할 수 없었다. 앳킨스 다이어트를 그만두자 체중은 순식간에 옛날로 돌아왔다. 나는 시중에 유행하는 각종 다이어트를 따라 했다. 살은 빠졌다가 다시 찌곤 했다. 48세가 되자 체중이 무려 138kg을 넘어섰다. 내 체중을 재볼 수 있는 곳은 직장에 있는 화물용 저울뿐이었다.

그러다가 친구의 권유로 〈맥두걸 박사의 자연식물식〉을 읽게 되었다. 나는 박사님의 녹말 위주 다이어트를 시도해보기로 했다. 아침마다 먹던 우유와 탈지분유와 시리얼을 끊었다. 우유를 끊기 전 내 콜레스테롤 수치가 200 밑으로 내려온 적이 없었다. 우유를 끊자 콜레스테롤 수치는 160 이하로 떨어졌다. 맥두걸 박사님의 자연식물식은 실천하기가 너무 쉬웠다. 대부분 내가 좋아하고 먹을 수 있는 것이기 때문이었다. 1년이 지나자 66kg이 되었다. 그것은 내 몸무게가 제일 많이 나갔을 때(138kg)에 비해 72kg이나 적은 것이다. 남자 한 사람의 몸무게가 내 몸에서 빠져나간 셈이다. 우울과 짜증과 무기력감에서 벗어날 수 있었다. 매일매일 행복과 활력이 넘쳤다. 새로운 자신감 덕택에 23년 동안 해오던 일자리를 버리고, 진정으로 행복한 일을 찾아 나설 수가 있었다.

그러나 시련 또한 있었다. 유방암 진단을 받아서 암 종양 제거 수술을 받았을 때였다. 항암요법의 부작용을 이기기 위해 스테로이드 처방을 받았다. 스테로이드를 복용하자 식욕이 엄청나게 늘어났다. 결심이 흔들린 나는 고기와 정크푸드를 옛날처럼 다시 먹기 시작했다. 그때가 58세였다. 나는 매일같이 패스트푸드점으로 차를 몰고 갔다. 샌드위치, 튀김, 케이크, 콜라 등을 마구 먹어댔다. 내 몸무게는 다시 127kg이 되었다.

내 콜레스테롤 수치가 다시 250이 되자 의사는 약을 처방했다. 의사는 골다공증을 막기 위해 포사맥스Fosamax를 처방했다. 가슴통증과 발저림 현상이 심해졌는데, 그것은 심장질환과 당뇨병의 초기증상이라고 했다. 엉덩이가 너무 아파 잠을 이룰 수가 없었다. 나는 결국 처방약을 거부했다. 부작용이 더 무서웠기 때문이다. 의사는 영양학자를 만나볼 것을 권했지만 나는 그것도 거부했다. 영양학자는 분명 유제품과 건강한 지방과 닭가슴살 등을 먹으라고 할 것을 나는 알고 있었다. 나는 내가 행복해지려면 그 옛날 나를 행복하게 했던 맥두걸 박사님의 '자연식물식'으로 돌아가야 한다는 사실을 잘 알고 있었다. 인간은 망각의 동물이라는 말이 내게 해당되는 말이었다.

나는 이를 악물고 매달렸다. 그로부터 2년도 못 되어 나는 67kg을 감량, 60kg이 되었다. 어렸을 때 입던 8호짜리 바지를 다시 사서 입었다. 혈압은 146/86mmHg에서 105/64mmHg로 떨어졌다. 콜레스테롤 수치도 163mg/dL이 되었다. 요즘 나는 매일 운동을 한다. 더 이상 엉덩이도 아프지 않다. 그 어느 때보다도 젊어진 느낌이고 활력이 넘친다. 더 이상 우울하지도 않다. 자존감도 되찾았다. 나는 앞으로 더 이상 검진을 받지 않을 것이다. 검진은 또다시 나를 병원과 약물의 세계로 이끌고 갈 것이 뻔하기 때문이다. 나는 지금의 이 행복을 죽을 때까지 내 힘으로 끌고 가고 싶을 뿐이다.

The Starch Solution

chapter 09

뚱뚱한
채식주의자

채식주의자들은 고기를 버리고 밭에서 나는 그대로의 음식을 먹는 대신에, 식물성기름이 범벅인 데다 정제된 콩가루로 만든 단백질을 밥상 위에 올려놓는다. 버터 대신에 그보다 건강에 더 나쁜 마아가린(트랜스지방)을 올려놓는다. 일반 아이스크림을 없애는 대신에 지방과 설탕을 넣어 콩으로 만든 아이스크림을 먹는다. 채소를 먹을 때도 '건강한 음식'이라고 TV에서 선전하는 올리브오일을 광고모델이 하는 대로 가득 부어 먹는다. 비록 그들이 잘못 알고 있다고 해도, 그들 스스로에게 '나는 동물을 죽이지 않았다'는 위로가 될 수는 있을 것이다. 그러나 더 중요한 동물이 죽고 있음을 알아야 할 것이다. 바로 당신이다.

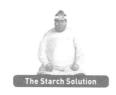

The Starch Solution

내가 만난 뚱뚱한 채식주의자

1977년 하와이 호놀룰루에 있는 퀸즈 메디컬센터에 레지던트로 일하고 있을 때 나는 한 명의 채식주의자를 만났다. 그는 이 병원의 젊은 인턴이었다. 그는 개인적인 건강을 위해서가 아니라 동물을 죽이지 않기 위해서 비건(고기는 물론 우유 및 달걀도 안 먹는 엄격한 의미의 채식주의자)이 된 사람이었다.

그는 동물을 죽이지 않기 위해 나일론 허리띠를 착용했으며 플라스틱으로 된 신발을 고집했다. 패션에 있어서도 일체의 가죽을 거부했다. 나는 과일, 채소, 통곡물을 먹는 채식주의자가 육식을 주로 하는 사람보다 더 건강하다는 확신이 있었다. 그러나 이 젊은 채식주의

의사는 지나치게 뚱뚱했다. 여드름자국이 많았고 얼굴에 기름기가 번지르르 흘렀다.

그가 왜 그리 건강하지 못한 외모를 갖게 되었는지 알게 되기까지 오래 걸리지 않았다. 이 바쁜 인턴의 식사는 거의 포테이토칩과 콜라였는데, 그런 것들은 병원 내 매점이나 자판기에 항상 준비되어있는 것들이었다. 그는 극도의 정크푸드 채식주의자였던 것이다. 핵심에서 멀리 벗어나 있었다. 좋은 음식이라는 확신이 없으면 입에 넣지 말고 항상 경계해야 한다는 것이 채식주의자들의 첫 번째 수칙이다. 솔직히 채식주의자들 중에서도 많은 사람들이 뚱뚱하고 건강하지도 못한 경우가 있다. 이렇게 뚱뚱한 채식주의자가 많으니, 채식이 몸에 좋다는 말에 사람들이 고개를 갸우뚱하게 되는 것이다.

"나는 물만 먹어도 살이 찌는 체질인가 봐요." "조금만 먹는데 왜 살이 찌죠?" 여기에 하나의 질문이 더해진다. "고기는 입에도 안 대는데 왜 나는 뚱뚱한 거죠?" 핫도그, 햄버거, 프라이드치킨, 새우튀김, 훈제연어, 살짝 익힌 달걀 등을 먹지 않는다고 해서 채식주의자라고 할 수는 없다. 수없이 많은 제품에 범인들이 숨어들어간다. 꿀(벌이 만든), 설탕(제조과정에서 동물의 뼈를 사용함), 와인(계란 흰자로 필터링함) 등 제조과정에서 작지만 다양한 동물성식품이 참여하게 된다.

채식주의자가 되는 것을 포기하라는 말이 아니다. 건강한 채식주의자가 되는 방법을 배우라는 뜻이다. '녹말로부터 얼마나 많은 칼로리를 섭취하느냐'가 대답의 중심에 있다.

가짜음식에 속지 말기를…

좋아하는 음식을 포기하는 것은 정말 힘들다. '고기와 우유를 먹지 않는다고 선언하는 것은 굶어 죽으라고 말하는 것과 같다'는 말을 자주 듣는다. 몇몇 사람들은 심리적으로 좀 친근하고 안전한 음식을 먹음으로써 이 두려움을 극복한다. 그들은 동물성식품의 대용품으로 냄새와 맛, 생긴 모양이 비슷한 것들로 대체한다. 채식주의자가 되기 전의 식사는 햄버거, 프라이드치킨, 핫도그, 치즈, 피자였을 것이다. 이제 그들은 밀의 글루텐을 원료로 만든 치킨, 두부로 만든 핫도그, 흰 빵 위에 달콤한 토마토소스와 콩치즈를 얹은 피자로 바꾸었다.

채식주의자들은 고기를 버리고 밭에서 나는 그대로의 음식을 먹는 대신에, 식물성기름이 범벅인 데다 정제된 콩가루로 만든 단백질을 밥상 위에 올려놓는다. 버터 대신에 그보다 건강에 더 나쁜 마아가린(트랜스지방)을 올려놓는다. 일반 아이스크림을 안 먹는 대신에 지방과 설탕을 넣어 콩으로 만든 아이스크림을 먹는다.

채소를 먹을 때도 '건강한 음식'이라고 TV에서 선전하는 올리브오일을 광고모델이 하는 대로 가득 부어 먹는다. 비록 그들이 잘못 알고 있다고 해도, 그들 스스로에게 '나는 동물을 죽이지 않았다'는 위로가 될 수는 있을 것이다. 그러나 더 중요한 동물이 죽고 있음을 알아야 할 것이다. 바로 당신이다.

이 가짜음식들은 영양적으로도 동물성식품보다 좋다고 할 수 없다. 경우에 따라서 더 나쁠 수도 있다. 인간은 700만 년 진화해오면서 이런 말도 안 되는 음식을 먹어본 적이 없었다. 우리 인간은 이런 음식에 적응되어 진화해본 경험을 가지고 있지 않다는 말이다. 가짜음식이 지방이 적고 탄수화물이 많다고 할지라도, 이 음식에 들어있는 정제된 콩단백질은 동물성단백질과 똑같이 체내의 칼슘을 감소시켜서, 골다공증과 신장결석을 촉발한다. 또한 우유보다 더 암과 노화를 촉진시킬 수 있다.

올리브오일이나 버터 대용품 역시 지방이 아주 많아서 육류와 똑같이 허벅지와 엉덩이에 지방을 축적하게 한다. 식물성기름은 종종 동물성지방보다 더 암을 촉진시키는 것으로 밝혀졌다.

→ 동물성음식과 식물성 대체식품의 영양비교

음식	지방	단백질	탄수화물
햄버거	65	35	0
콩햄버거	28	62	10
치즈	70	28	2
콩치즈	60	10	30
버터	100	0	0
버터 대용품	100	0	0
아이스크림	55	7	38
콩아이스크림	20	13	67
오리고기	75	25	0
오리고기 대용품	0	65	3

• 전체 칼로리에 대한 %를 나타냄.

모든 지방은 그냥 지방일 뿐이다

우리는 올리브오일과 같은 식물성기름이 심장병을 예방한다고 알고 있다. 정말일까? 사실 지중해식 식단(전 세계에서 가장 훌륭한 식단의 하나로 여겨지는)이 심장병에 좋다는 소문이 널리 퍼져있다.

그러나 오해하지 마시라. 핵심은 올리브오일이 아니다. 채소와 과일을 포함해서 파스타와 콩과 같은 녹말식품이 지중해식 식단의 핵심인 것이다. 올리브오일은 그저 양념에 불과한 것으로 그 효능은 과장된 소문일 뿐이다. 올리브오일 회사와 매스컴의 과도한 광고와 홍보 말이다. 그런데 엉뚱하게도 모든 공로가 올리브오일에게 돌아간 것이다. 실제 지중해식 식단은 올리브오일이라는 단점에도 불구하고 건강에 매우 좋다. 올리브오일 때문이 아니란 뜻이다.

모든 지방은 지방일 뿐이다. 또 얼마나 많은 연구결과를 동원해야 사람들이 믿고 있는 통념을 깰 수 있을까. 인간이 정제된 올리브오일을 먹게 된 것은 최근의 일이다. 산업혁명을 통해 정제가공기술이 발달하면서 지금처럼 매끈한 오일을 접했을 뿐이다. 인간은 지난 700만 년 동안 이렇게 정제된 오일을 먹으면서 진화하지 않았다. 우리는 그 오랜 세월 동안 올리브 열매를 통째로 먹음으로써 그 기름을 우리 몸에 흡수했을 뿐이다. 그렇지 않은가?

견과류도 많이 먹으면 뚱뚱해진다

디트로이트 변두리에 있는 저소득층 집안에서 자란 나에게, 견과류를 먹는 일은 일 년에 한 번 정도 허락된 사치스런 행사였다. 아버지는 크리스마스가 되면 껍데기를 벗기지 않은 견과류를 3kg씩이나 사 오셨는데 우리는 모두 환호성을 올렸다. 그 후 일주일 동안 우리는 온갖 기구를 동원하여 껍데기를 깨고 꼬챙이를 사용해서 알맹이를 빼 먹었는데 우리 6남매에게는 축제와도 같았다. 아몬드, 브라질너트, 캐슈너트, 헤이즐넛, 피캔, 호두….

요즘에는 뚜껑을 돌린 다음, 기름에 볶은 견과류를 한 줌 털어 넣기만 하면 되므로 아주 쉽게 먹을 수 있다. 8번 정도 씹고 목구멍으로 넘기면 되므로(5초밖에 걸리지 않는다) 한 번(30g 정도)에 150칼로리 정도를 몸에 털어 넣는 셈이 된다. 3시간이 지나면 우리 몸은 다시 배고플 때를 대비해서 지방을 저장해두게 된다. 기근은 오지 않고, 지방만 계속 저장되면 어떻게 될까? 결과는 뻔하다. 우리 몸은 식량이 불안정한 시기에 생존을 위해 지방을 저장하도록 설계됐지만, 먹을 게 넘쳐나면서 뱃살도 넘쳐나게 됐다.

나무는 에너지를 저장하는 수단으로 견과류를 생산해낸다. 씨앗, 콩, 통곡물도 똑같은 식물로서의 기능을 한다. 이들은 모두 씨앗에서 싹이 나고 나중에는 식물로 성장해간다.

견과류와 녹말음식(곡물류 및 콩류) 사이의 주요 차이점 중 하나는 에너지를 저장하는 방식이다. 견과류와 씨앗들은 에너지를 거의 지방으로 저장한다. 그래서 견과류는 칼로리의 80%가 지방이고 10%만이 탄수화물이다. 곡물이나 콩은 칼로리의 5~10%만 지방으로 저장하고, 65~80%는 탄수화물로 저장한다. 두 경우 모두 남는 에너지는 단백질로 저장한다. 콩 중에서도 예외가 있는데, 땅콩의 경우 칼로리의 60%가 지방이라 견과류로 구분된다. 대두 또한 지방이 40%로 상당히 높아 일반 콩류와는 다르다.

이처럼 견과류는 단백질과, 비타민, 미네랄도 풍부하고 씨앗이 자라는 데 필수적인 많은 영양소들이 있다. 영양밀도가 아주 높은 반면에, 지방 성분이 너무 많아 인간의 건강에 문제를 일으키는 것이다. 과도한 지방을 가진 견과류와 씨앗류는, 피부에 기름이 끼게 하고 몸무게를 불린다. 많은 사람에게 비만합병증을 일으키는데, 결과적으로 제2형 당뇨와 엉덩이나 무릎 등에 발생하는 퇴행성관절염의 원인이 된다.

TV나 신문을 통해 알려지는 이야기들(견과류를 먹어도 살이 찌지 않는다는)은 사실과 멀리 떨어져있다. 어떻게 과도한 지방을 먹고서도 훌륭한 다이어트를 할 수 있다는 말인가? 한 주먹(30g 정도)의 견과류에 150칼로리가 있어서 한 달 계속 먹으면 4,500칼로리가 되어서, 전체의 반이나 되는 지방 450g(한 달이면 900g이므로)이 몸속에 축적되는데도 다이어트에 좋다는 말인가? 하루에 30g 이하로 견과류 섭취를 제한한다고 해도 정도의 차이만 있을 뿐이다.

어떠한 방식으로도 이처럼 난해한 주장(하루 한 주먹이면 체중을 증가시키지 않는다)의 근거를 대기 어렵다. 혹자는 이렇게 말한다. 견과류는 포만감을 주기 때문에 케이크나 파이 등 기름진 음식에 구미가 당기지 않게 한다고 말하기도 한다. 그렇다면 물어보자. 불포화지방산은 아주 쉽게 체내에서 분해되는가? 또 물어보자. 견과류는 소화가 잘 안되는 것으로 유명한데, 그 소화 안 된 부분은 매일매일 쉽게 배설되는가?

하루 한 주먹 정도의 견과류가 확연한 체중증가를 초래하지 않더라도, 다른 음식을 제한하지 않은 채 하루 한 주먹 이상 먹는다면 체중이 증가한다는 증거들은 이미 수없이 나와있다. 다시 한 번 묻고 싶다. 당신이 만일 2kg짜리 견과류(소금을 넣고 기름과 함께 볶은 다음 화학조미료 및 방부제 등을 넣은)를 선물로 받았을 때, 한 주먹만 먹고 치워버릴 수 있는가?

'몇 번 더 먹는다고 그게 그렇게 건강에 나쁠까요?' 당신은 내게 이렇게 질문할 것이 뻔하다. 그 통에 들어있는 견과류에는 그것들을 계속 먹게 하는 화학조미료와 방부제 첨가되어있다는 사실을 당신은 아직도 모르시는가? 당신이 시중에서 구입해 먹는 견과류들은 우리 인류가 자연에서 채취해서 먹으면서 진화해온 순수한 견과류가 아니다. 정제소금과 기름과 화학조미료가 뒤범벅이 된 공장음식이라는 말이다.

식품회사는 바보가 아니다. 그들은 당신이 뚱보가 되든 고혈압으로 고생을 하든 상관이 없다. 당신이 계속해서 그 깡통에 넣은 견과류를 먹도록 유도할 것이다. '어떻게 하면 더 많이 먹게 할까?' 좋은 대학을 나오고 명석한 두뇌를 가진 연구원들이 오늘도 내일도 연구실에 불을 켜고 연구에 연구를 계속하고 있다는 말이다.

콩으로 만든 가짜음식들

내가 처음으로 세인트 헬레나 병원에서 입주프로그램을 개설했을
때가 1980년대 중반이었다. 부근에 저녁식사를 할 만한 채식식당을

찾게 되었다. 우연히도 그 지역은 담배, 알코올, 약물, 심지어는 고기까지 금기시하는 제7일 안식일교Seventh Day Adventists가 있는 지역이었다. 나는 아주 좋은 채식식당이 있으리라고 기대했다.

친구가 소개해준 채식버거 식당을 찾아 마을 쪽으로 걸어 내려갔다. 음식을 주문하고 첫입에 베어 무는 순간 나는 깜짝 놀랐다. 카운터에 기대어 주방장을 조용히 불렀다. 진짜 소고기버거를 주면 어떻게 하느냐고 불평했다. 요리사는 내게 고맙다고 말하면서, 내가 먹고 있는 채소버거는 모양과 맛과 육질이 진짜 소고기와 똑같다고 자랑스럽게 말했다.

나는 속이 안 좋아서 버거를 남겨둔 채 식당을 나왔다. 나는 머리를 쥐어뜯으며 혼자 지껄였다. "콩으로 만들었다는데 어떻게 내가 오래전에 끊었던 소고기버거와 똑같이 맛이 없단 말인가." 그 후 30년도 넘게 세월이 흘렀지만, 지금도 동네 마트에 있는 육류코너를 지날 때 냄새를 맡거나 보기만 해도 속이 메스꺼워졌다. 나는 지금도 고기와 비슷한 느낌을 주기 위해서 가짜로 만든 콩고기를 먹고 싶은 마음이 전혀 없다.

영양학자들과 건강전문가들은 콩음식에 대해 저마다 다른 견해를 펴고 있다. 콩음식을 추천하는 사람들은 5,000년 넘게 콩을 음식으로 먹어온 일본, 중국, 한국 사람들이 얼마나 건강한지를 설명한다. 전문가를 자처하는 사람들은 지난 30년 동안 이처럼 편협한 관찰을 토대로, 콩음식이 암과 심장병과 콜레스테롤의 위험을 줄여주고, 폐경기에 안정감을 주며, 뼈를 튼튼하게 한다고 홍보를 해왔다.

물론 모든 콩음식이 다 똑같은 것은 아니다. 대부분의 아시아인들은 전통적으로 콩을 먹었지만 주로 부엌에서 갓 쪄낸 콩, 두유, 콩나물, 간장, 콩가루, 두부, 두부로 만드는 유부, 비지, 콩을 발효시켜서 만드는 한국의 된장과 일본의 낫또, 그런 형태로 먹었을 뿐이다.

　이 음식들은 아주 단순한 과정을 거쳐 만든 것들일 뿐이다. 그저 찌거나, 갈거나, 발효시키거나, 싹을 틔워서 먹었을 뿐이다. 중국, 일본, 한국의 전통적인 식단에서는 하루 칼로리의 5% 미만 정도를 콩에서 섭취했을 뿐이다. 이것은 하루 콩음식 50g에 해당하며, 콩단백질 7~8g 정도에 불과하다.

　이 정도 적은 양의 콩음식은 건강에 긍정적인 영향을 준다. 전통적인 아시아식단이 건강에 좋은 가장 큰 이유는, 과일과 채소와 함께하는 녹말식품이 모든 식사의 주식이 된다는 것이다. 지방마다 다르거나 개인적인 취향이 약간씩 다르더라도, 그들의 주식은 쌀과 고구마와 메밀과 같은 녹말음식이었다.

가짜 콩음식은 왜 건강에 나쁜가?

　쉽게 생각해보시라. 빵은 건강에 좋은가? 밀은 녹말음식으로 건강에 좋다. 밀은 가루로 분쇄할 때 높은 열로 인해 많은 미네랄이 사라진다. 아쉽지만 그래도 녹말은 그대로 살아있다. 그러나 밀을 주원료로 만드는 식품업계의 수많은 빵들은 문제가 있다. 밀을 빻아서 화덕에 굽는 단순한 과정을 거치는 것이 아니기 때문이다. 각종 기름과 이름 모를 화학성분이 첨가된다.

나는 여기서 콩이 건강에 나쁘다는 말을 하려는 것이 아니다. 전통적인 콩음식은 건강에 좋은 영향을 주지만, 인위적인 공장식 콩음식으로 식단을 꾸미면 건강에 큰 문제가 생길 수 있다. 공장에서 인위적으로 만든 콩음식은 암 발생을 높이며 갑상선기능과 뇌기능의 위험을 초래하고 뼈의 손상 및 임신과 출산에 문제를 일으킨다. 가짜고기와 가짜치즈 등은 정제된 콩단백질에 화학적 혼합물을 섞어서 만들기 때문이다.

대형마트의 선반에는 고기와 유제품을 흉내 낸 콩음식이 전시되어 있다. 불행하게도 콩을 기본으로 하는 모조품들은 제조과정에서 거의 모든 영양소들이 사라져버린다. 남는 것은 오직 정제된 콩단백질뿐이다. 그리고 봉지나 병의 성분표시에는 이렇게 적혀있다. 탈지콩가루, 부드러운 유기농 콩가루, 부드러운 채소단백질, 콩단백질 함유, 콩 함유….

이처럼 정제되고 농축된 콩단백질은 밀단백질, 식물성기름, 전분, 설탕, 소금, 합성당분, 유제품 및 달걀단백질 등이 함께 혼합된다. 고기와 유제품을 대신할 콩식품은 이런 과정을 통해 탄생하지만, 사람들은 비건식품이라고 안심하고 만다. 고농축 화학물질은 따로 추가적인 과정을 거치는데 압력과 열을 가하여 소비자가 좋아하는 모양과 맛으로 재탄생하게 된다.

이런 식으로 치즈, 치킨, 칠면조고기, 소시지, 핫도그, 햄버거 등을 만들어낸다. 콩단백질 또한 다양한 형태로 발전해서 아이들을 유혹하는데 에너지바, 캔디바, 요구르트, 아이스크림, 빵, 쿠키 등이 그것이다.

가짜 콩음식은 칼슘밸런스를 깨트린다

가짜 콩음식은 원래 콩에 있는 영양성분들을 제거한 것이다. 식이섬유, 탄수화물, 지방, 비타민, 미네랄, 그리고 수백 가지가 넘는 성분들이 제거되었다. 이런 성분들이 사라지면 식이섬유가 부족해서 변비가 생기고 탄수화물이 부족해서 인내심이 줄어들게 된다.

무엇이 없어지는 것보다 더 중요한 것은, 농축되고 분리된 단백질이 간과 신장에 부담을 주어서, 과잉으로 흡수된 단백질을 신체에서 배출하지 못하게 한다는 것이다. 시간이 지나면서 초과된 단백질은 간과 신장의 기능을 더 떨어트린다. 장기에 손상이 있었던 사람들에게는 더 치명적이다. 초과 흡수된 단백질은 체내환경을 산성으로 만들어놓음으로써 뼈에서 칼슘과 다른 성분들을 빼앗아간다. 거듭 강조한다. 과도한 단백질은 소화 및 배설의 과정에서 몸속(특히 뼈)의 칼슘을 빼앗아간다. 이것이 계속되면 골다공증과 신장결석으로 발전하는 것이다.

실제 실험자를 대상으로 고농도 콩단백질 40g이 추가된 식단을 제공하자, 체내의 칼슘밸런스가 깨진 것으로 나타났다. 더 많은 미네랄이 소변을 통해 배출되었는데, 장에서 흡수한 것보다 더 많은 양의 손실을 본 것으로 나타났다. 또한 많은 콩제품은 정제된 밀단백질을 가지고 있는데 이것도 칼슘손실에 큰 영향을 준다.(인체 내 과잉 단백질의 영향에 대한 자세한 내용은 4장 참조)

정제된 콩단백질에서 가장 걱정되는 것은 암인데, 콩단백질이 호르몬 수치를 증가시켜서 종양의 성장을 촉진시키기 때문이다. 화학구조가 인슐린과 유사한 IGF-1 호르몬은 뼈와 같은 일반조직뿐만 아니라 암과 같이 병든 조직의 성장도 촉진시킨다. 식사에 40g의 정제된 콩단백질을 추가하면, IGF-1은 젖소에서 정제한 고농도 단백질보다 2배가 증가한다.

우유의 단백질은 호르몬 수치를 높이는 것으로 악명 높은데, 송아지가 젖을 뗄 때까지 25kg짜리를 250kg으로 만드는 데 필요한 것이 우유라는 점을 명심해야 한다. 그만큼 사람이 먹기에 단백질의 함량이 지나치게 많다는 것이다. IGF-1 수치의 증가는 유방암, 전립선암, 폐암, 결장암과 아주 심각하게 연결되어있음을 알아야 한다.

IGF-1 호르몬은 또한 노화를 촉진시키는 역할을 한다. 도베르만Dobermann이나 로트와일러Rottweiler 같은 큰 개는 10년을 살고, 치와와Chihuahua나 테리어Terrier 같은 작은 개는 평균 13년 정도를 산다. 30% 더 수명이 길다는 말이다. 사이즈가 작은 개일수록 IGF-1 수치가 줄어든다. 인간은 몸집 사이즈와 수명이 반비례 관계에 있다. 키가 크고 몸이 무거운 사람이 작고 마른 사람보다 빨리 사망한다. 수많은 연구결과들이 이를 증명한다.

젊은 어머니들은 아이들의 키를 키우기 위해서 온갖 악행(?)을 마다하지 않는다. 그러나 그것이 훗날 질병 속에서 노년을 지내게 하는 결정적인 요인이 된다면 당신은 어쩌겠는가? 당신은 아이들의 커다란 신체를 보면서 행복하게 무덤에 들어가겠지만, 아이들은 영문도 모른 채 벌어놓은 재산을 탕진하며 불행한 노년을 보낼 수 있다는 말이다. 인위적인 것은 반드시 대가를 치르게 되어있다.

IGF-1 수치를 낮추면 더 오래 살 수 있다는 결과는 우리에게 희망을 준다. 고기, 생선, 계란, 우유, 유제품을 식단에서 치워버리기만 하면 IGF-1 수치는 급격히 낮아진다. 여기에 한 가지를 더 추가하자. 정제콩단백질이 바로 그것이다.

어떤 경우라도 가짜 콩음식을 식단 위에 올려놓지 말자. 실험 결과, 호르몬 수치를 증가시켜 칼슘손실의 원인이 되었음이 수없이 증명되었다. 마트에서 파는 콩에너지바든, 채식식당에 즐비한 콩치킨이든 콩버거든 모두 채식의 탈을 쓴 화학합성식품이라는 사실을 잊지 말기 바란다.

콩에 대한 관심이 제도를 바꾼다

전 세계 정부기관과 양심 있는 건강단체들은 음식에서 발견되는 정제콩단백질에 대해서 의심의 눈초리로 바라보기 시작했다. 이스라엘 건강청은 1년 동안의 연구 결과, 유아기의 아이들에게 콩유아식을 먹이는 것은 위험하다고 경고했다. 또한 성장기의 어린이들도 일주일에 3번 이상 하루에 콩단백질을 30g 넘게 먹는 것도 경고했다. 성인 또한 생식기능의 저하와 유방암의 증가를 경고했다.

프랑스 위생환경국은 정부기관으로는 첫 번째로 유아식에서 콩단백질의 하나인 이소플라빈isoflavone을 제거해야 할 필요가 있다면서, 콩음식과 두유의 상표에 경고문을 넣을 필요가 있다고 발표했다. 뉴질랜드와 캐나다의 어린이 보호단체에서는 어린이 성장에 문제가 되는 이 결정을 받아들여, 일반 시장에서 콩유아식을 없앴으며 오직 의사의 진단서에 의해서만 구입할 수 있게 했다.

뚱뚱한 채식주의자는 어떻게 변했나?

'You are what you eat'이라는 말이 있다. 당신이 먹는 것이 당신을 만든다는 말이다. 현재의 당신은 당신이 먹은 것의 결과물이라는 말이다. 먹는 대로 몸이 변한다. 더 나아가서 우리가 먹는 대로 세상도 변할 것이다. 채식주의자들은 먹는 것을 통해 근본적으로 변화된 사람들이다. 그러나 대부분의 채식주의자들도 대부분의 칼로리를 지방(마아가린 같은 트랜스지방)과 단백질(가짜 콩음식과 같은)에서 얻고 있는 실정이다. 한 발짝 다른 길로 들어서면 정반대의 길을 갈 수 있다. 지구와 우리 생명에 대한 약속을 더 깊이 생각한다면 모두에게 만족스럽고 건강한 삶을 누릴 수 있을 것이다.

콜라와 포테이토칩을 입에 달고 살았던 호놀룰루의 대학병원 인턴(뚱뚱한 채식주의자)은 일주일에 100시간의 빡빡한 과정을 거뜬히 소화해냈다. 가짜음식이 아닌 진짜 녹말음식을 먹고 살이 빠지고 체력이 향상되었기 때문이다. 나는 이 책에서 밝히기에 너무 많은 시간이 소요되는 험난한 과정을 통해, 매점의 시스템을 바꾸어놓았다.

이제 병원 내 매점에는 오트밀을 구비해놓고 있으며 통곡물 시리얼과 신선한 과일주스를 아침식사로 제공하게 되었다. 젊은 인턴은 점심과 저녁식사로 식초와 살사소스로 된 샐러드, 현미밥, 고구마, 옥수수, 콩, 저지방수프, 채소와 과일 중에서 아무것이나 골라 먹을 수 있게 되었다.

약간의 지식과 최소한의 노력만으로도 그는 훌륭한 의사가 되었으며, 친구나 환자들에게도 더 영향력이 있는 사람이 되었다. 거구의 채식주의자에서 날씬한 몸매와 투명한 피부를 가진 채식주의자가 되었음은 물론이다. 본인의 생명과 동물의 생명을 모두 구했음도 자명한 사실이다.

나는 모든 채식주의자들을 존경한다. 그들은 모두 자기 만족도가 강하며 세상을 다른 눈으로 보는 사람들이다. 이 아름다운 세상에 해를 끼치기보다는, 주위 친구들이나 의사들로부터 단백질과 칼슘이 부족하다는 비난을 기꺼이 감수하는 사람들이다. 사회적으로 어느 정도 고립될 위험도 감수한다. 그들은 매우 부지런하다. 쇼핑을 할 때도 리스트를 꼼꼼히 살피며, 때로는 불고기 파티의 초대를 정중히 사양하기도 한다. 그들은 배가 고플 때에도 시식용 음식을 지나칠 줄

안다. 거리를 무심코 지나가는 사람들보다 더 많은 노력이 필요한 사람들이다.

채식주의자들은 진실들을 깨달아가면서 하나둘씩 깊은 만족감을 갖게 된다. 첫 번째 진실은 식물성음식들이 단백질, 아미노산, 필수지방, 비타민, 미네랄을 충분히 공급해준다는 사실이다. 두 번째 진실은 식단에서 고기와 유제품을 제거하면 더 건강해진다는 사실이다.

또한 견과류, 씨앗류들과 고지방 식물성식품을 식단에서 빼면 더 이상 '뚱뚱한 채식주의자'라는 소리를 듣지 않게 된다는 것이다. 지방만 많고 녹말이 없는 가공된 콩음식과 식물성기름까지 식단에서 뺀다면, 진정으로 건강하고 날씬하며 활기차고 강하며 세상을 변화시킬 수 있는 인간으로 성장하게 될 것이다. 지구를 살리고 거기에 사는 인간과 동물을 모두 살리는 일을 선택할 수 있다는 것은 얼마나 멋진 일인가.

나는 이렇게 살을 빼고 병을 고쳤다 8

● ● ●

엘리자베스 테셀 Elizabeth TeSelle

(테네시주 내시빌 거주, 한때 뚱뚱한 채식주의자였던 사무직 근로자)

맥두걸 박사님의 자연식물식을 처음 시도했을 때, 나는 30대에 쪘던 32kg의 지방을 몸에서 덜어낼 수 있었다. 그 이후 무슨 일인지 나는 자연식 물식을 점점 게을리하게 되었다. 그러자 뺐던 살이 도로 쪘고 거기에다 몇 kg이 더 붙어났다. 그 원인은 바로 '비건식품'에 있었다. 나는 1986년부터 채식을 시작했고 1992년부터는 자칭 비건Vegan이 되었다. 내가 공장에서 만든 비건식품을 먹기 시작하자 다시 살이 찌기 시작했다. 나는 각종 비건 식품(비건 부리토, 비건 치즈가 들어간 샌드위치, 비건 버터가 들어간 시나몬 토스트와 프렌치 프라이와 감자칩 등)을 먹었다. 그렇다고 과식을 하지는 않았다. 나는 종종 멋지고 세련된 비건식당에서 음식을 먹었다. 동물을 먹지는 않았지만 그런 음식에는 각종 식물성기름이 범벅이었다는 사실을 나중에야 깨달았다.

내 최저 체중은 1999년에 58kg이었는데 10년 후 93kg이 되었다. 맥두걸 박사님이 그토록 말씀하신 '뚱뚱한 채식주의자'가 된 것이다. 2010년 6월 나는 맥두걸 박사님의 자연식물식을 본격적으로 다시 시작했다. 나는 40kg을 뺐고 원하는 몸무게인 54kg에 근접해가고 있다. 내 키가 168cm이므로 54kg이 적당하다고 생각한다. 체질량지수BMI는 19.4로 매우 양호하다. 옛날에는 16호짜리 옷을 입었지만 지금은 4호짜리 옷을 입는다. 콜레스테롤 수치는 181mg/dL에서 123mg/dL로 떨어졌다. 혈압은 160/100mmHg에서 122/70mmHg로 떨어졌고, 공복시 혈당은 113mg/dL에서 79mg/dL로 떨어졌다. 나는 모든 약물과 영양제를 끊었다. 지금 49세인데 기운이 펄펄 넘친다. 살을 뺀 덕분에 승마도 다시 할 수 있게 되었다. 나는 내가 사랑스러워졌다.

나는 내가 먹는 음식을 좋아한다. 녹황색 채소와 과일, 곡물, 콩, 감자 등을 마음껏 먹는다. 가공식품은 거의 먹지 않는다. 자연식물식의 장점은 허기를 느끼지 않고 많이 먹는데도 불구하고 살이 계속 빠진다는 사실이다. 나는 배고플 때마다 죄의식 없이 계속 먹는다. 자연식물식을 하면서 나는 한 번도 허기진 적이 없다.

자연식물식을 다시 시작했을 때 내 몸무게는 93kg이었고 지금은 54kg 정도로 살이 40kg이나 빠졌는데 전혀 힘들지 않다. 오히려 나는 이 자연식물식을 즐기며 살아간다. 나는 중간에 공장에서 만든 비건식품을 먹고 '뚱뚱한 채식주의자'로 살았던 것이 후회스럽다. 그러나 이번에는 두 번 다시 후퇴는 없을 것이라 장담한다. 내 몸이 너무 쾌적해졌고 내가 사랑스럽기 때문이다.

chapter 10

영양제에는
영양이 없다

인간은 햇볕에 노출되면서 700만 년 동안 진화를 거듭해왔다. 햇볕을 듬뿍 받은 식물을 먹

고, 따뜻한 햇볕을 통해 면역력을 길러왔다. 그런 식으로 살아남은 우수한 동물이다. 우리

가 굳이 비타민 D를 논하고 영양제를 논하고 골다공증을 염려할 필요가 무엇이란 말인가.

우리의 조상들이 그래 왔던 것처럼 하루에 한두 번 햇볕을 쬐면 그만인 것을….

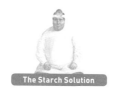

비타민 부족으로 병에 걸린 사람을 보았나?

앞에서 언급한 얘기를 다시 한 번 해보자. 공기는 질소 78%와 산소 21%, 그리고 1%의 나머지(이산화탄소, 수소, 아르곤, 네온 등) 기체로 구성되어있다. 만약에 공기가 100%의 질소로 구성되어있다면? 만약에 공기가 100% 이산화탄소로 구성되어있다면? 심지어 몸에 좋다는 산소가 100%라면 어떻게 될까? 정답은 사망이다. 그것은 독약이 되기 때문이다.

무슨 말이냐 하면, 세상의 모든 성분은 서로 유기적으로 결합되어 있을 때만 그 가치가 있다는 것이다. 어느 한 성분이 몸에 좋다고 하여 그것만을 화학적으로 합성해서 먹는다면 그것은 독약이 된다. 몸에 좋은 산소만 따로 계속해서 100% 마시면 그것이 독약이 된다는 사실을 믿으면서도, 여전히 화학적 합성품인 영양제를 먹겠단 말인가?

누구도 어머니처럼 나를 사랑하는 사람은 없었을 것이다. 그러나 어머니를 믿지 못하는 어린 시절이 내게도 있었다. 어머니는 매일 아침 내게 종합비타민제를 오렌지주스와 함께 먹으라고 내밀었는데, 나는 항상 화학약품 냄새가 나고 트림이 나고 속이 메스꺼워 싫어했던 기억이 있다. 어머니는 몸에 좋은 것은 입에 쓴 것이라며 캔디와 함께 먹어도 좋다고도 하셨다. 그러나 시간이 지나 수많은 공부를 통해, 비타민에 대한 내 예감이 맞았다는 것을 증명할 수 있게 되었다. 어린이의 순수한 몸이 그 공장약품의 해악을 본능적으로 알아차린 것이다.

갓난아기를 데리고 병원에 가면 아기가 운다. 왜 울까? 그렇다. 본능적으로 화학약품 냄새를 맡고 거부반응을 일으키기 때문이다. 우는 아기를 숲속으로 데려가면 울지 않는다. 우리는 이러한 본능을 무시하는 경향이 있다.

나는 그때 아무런 이유도 없이 왜 그렇게 맛없는 것을 먹어야 하는지 이해할 수 없었다. 의학이 발달함에 따라 비타민 부족과 관련된 병들의 치료제가 나왔다. 괴혈병, 각기병, 홍반병 등을 위한 제품들이 그것이다. 이후 제약산업은 계속해서 약물이 질병치료에 필요하다는 신화를 만들어냈다. 그들은 음식물에 부족한 비타민과 미네랄의 영양제가 암과 심장병 및 각종 질병을 치료할 수 있다고 강요해왔다.

정말 그럴까? 돈을 벌기 위한 희망에 가득 찬 과학자들과 사업가들은, 모성을 자극하면서, 정제되고 고농도화된 수많은 제품을 생산해냈다. 이렇게 하기 위해서, 그들은 일반 식단에서 약리학적 활성성분을 찾아낸 다음 과학과 산업기술을 사용해서 그것을 정화시키고, 그것을 복제한 다음 대용량으로 만들어서, '효능이 강한 천연 치료제'라고 소비자들에게 판매한다. 그런 제품들은 당신의 식탁 한쪽에, 책상서랍에 수도 없이 많이 놓여있다. 콩단백질제, 유청단백질제, 오메가-3 오일, 각종 비타민제와 미네랄제가 그것들이다. 그들은 알약, 분말, 액체, 건강드링크, 강화식품 등의 형태로 판매된다.

제약회사와 식품회사들은 이처럼 정제된 영양제들이, 나쁜 음식습관의 부족분을 채워주고, 노력하지 않아도 자연적으로 건강을 회복시켜준다고 매스컴을 동원해 홍보한다. 건강에 좋든 나쁘든 간에, 수익성이 상상외로 높기 때문에 시장에 이런 약품을 계속 내놓으려고 노력한다. 아무런 노력도 하지 않고 손쉽게 건강해지고 싶은 소비자들이 많기 때문에 판매는 꾸준히 증가한다. 그래서 의사, 영양사, 심지어는 영양제를 판매하는 건강식품매장 점원들도 '믿을 수 있는 획기적인 제품'이라는 왜곡된 신념으로 사업을 해나간다. 그들도 믿는 수밖에 도리가 없다. 돈이 달려있기 때문이다. 건강에 좋다는 어떤 증거도 없고, 건강에 좋다는 어떤 연구결과도 없고, 효험을 본 어떤 환자도 없을지라도….

영양제는 '실제로 영양이 부족하지 않은 당신'에게 '당신은 영양이 부족하다'는 그릇된 신념을 무기로 만들어서 판매된다. 그렇다면 당신에게 물어보자. 당신은 비타민이 부족해서 심각한 질병에 걸린 친구나 친척들을 본 적이 있는가? 당신은 비타민 C가 부족해서 괴혈병에 걸린 사람을 본 적이 있는가? 당신은 비타민 B1이 부족해서 각기병에 걸린 사람을 본 적이 있는가? 당신은 니아신Niacin이 부족해서 홍반병에 걸린 사람을 본 적이 있는가? 단백질이나 필수 지방산이 부족해서 병에 걸린 사람을 주위에서 본 적이 있는가? 아마도 거의 제로에 가까울 것이다.

> ➜ 비타민과 미네랄이란 무엇인가?
>
> 　비타민은 인체가 <u>스스로</u> 합성해낼 수 없는 유기복합물이다. 인간이 건강을 유지하기 위해서는 음식을 통해서 이 비타민을 먹어야 한다. 비타민은 13가지가 있는데 식물이 만들어줄 수 없는 비타민은 2종류가 있다. 비타민 D와 비타민 B12가 그것이다. 비타민 D는 실제로 비타민이 아니라, 우리 피부가 햇빛에서 흡수하는 호르몬이다. 비타민 B12는 좀 복잡하다. 식물로도 동물로도 합성할 수 없고 박테리아로부터 합성할 수 있다.
>
> 　비타민 외에도 우리는 모든 미네랄을 식물에서 얻을 수 있다. 이 미네랄은 모두 흙 속에 있는데, 식물은 뿌리를 통해서 미네랄을 흡수하여 줄기, 잎사귀, 열매, 과일에 저장한다. 식물성음식을 먹고 태양 아래서 약간의 운동이나 노동을 하면, 비타민과 미네랄을 모두 섭취할 수 있는 셈이다.

그러면 이제 반대의 경우를 생각해보자. 영양과잉으로 병에 걸린 사람을 주위에서 본 적이 있는가? 지방, 콜레스테롤, 나트륨, 단백질, 또는 평범한 칼로리를 너무 많이 섭취해서 병에 걸린 사람을 주위에서 본 적이 있는가? 내가 황당한 질문을 한다거나 냉소적인 말을 하는가? 진실은 아주 단순한 데 있다. 당신은 아마 각기병이나 괴혈병, 홍반병에 걸린 사람은 거의 보지 못했을 것이다. 그러나 비만으로 고통받는 사람이나, 심장병, 동맥경화, 고혈압, 관절염, 당뇨병으로 고생하는 사람은 주위에 지천으로 널려있다.

그렇다면 다른 질문을 해보자. 혹시 주위에서 비만으로 고생하다가 이런 영양제를 먹고 체중을 감량한 친구를 본 적이 있는가? 혹시 관절염, 고혈압, 제2형 당뇨, 대장염 등으로 고생하다가 비타민제와 미네랄제를 먹고 씻은 듯이 나은 친구를 본 적이 있는가. 100% 확신하건대 '제로'다. 인류는 진화를 거듭해오면서 자연상태(도시화와 상업화가 심화된 최근 100년을 제외하고)에서 단 한 번도 비타민 부족으로 고생한 적 없이 살아남은 위대한 동물이다.

나는 이런 영양제를 먹고 기적적으로 건강을 회복했다는 소식을 평생 들어본 적이 없다. 그러나 내가 매일 듣는 소식이 있다. 전화로, 이메일로, 개인적인 방문을 통해서, 녹말음식을 매일 먹고 놀랍게 건강을 회복했고 체중을 감량했다는 소식 말이다. 그들은 그런 음식을 먹고 햇볕을 좀 더 받으면서 약간의 운동을 했을 뿐인데 말이다.

→ 영양제에는 영양이 없을 뿐만 아니라
   영양제가 질병의 원인이 된다는 각종 연구와 실험들

영양제가 암 발생의 원인이 된다는 각종 증거들

● '알파토코페롤 및 베타카로틴 암 예방 연구단'Alpha-Tocopherol, Beta-Carotene Cancer Prevention Study group은 남성 흡연자 29,133명를 4개 그룹으로 나누어 다음과 같이 하나씩 실험을 해보았다. A그룹에는 알파토코페롤(비타민 E) 처방, B그룹에는 베타카로틴 처방, C그룹에는 알파토코페롤 및 베타카로틴 처방, D그룹에는 영양제를 넣지 않은 위약을 각각 처방했다. 그 결과 발견된 내용은 다음과 같다. 베타카로틴을 처방받은 B그룹과 C그룹에서 폐암 발병률이 18%, 사망률이 8%나 상승했다.

출처

– The Alpha-Tocopherol, Beta-Carotene Cancer Prevention Study Group. The effect of vitamin E and beta carotene on the incidence of lung cancer and other cancers in male smokers. *N Engl J Med*. 1994 Apr 14; 330 (15): 1029-35.

● '베타카로틴 및 레티놀 효과 실험'Beta-Carotene and Retinol Efficacy Trial에서는 흡연자 및 과거 흡연자, 그리고 석면 노출 경험이 있는 노동자 18,314명을 선발했다. A그룹에게는 베타카로틴과 레티놀(비타민 A)을 처방했고 B그룹에게는 영양제를 넣지 않은 위약을 처방했다. 그 결과는 충격적이었다. 베타카로틴과 레

티놀 보조제를 처방받은 A그룹에서 사망률이 17%, 폐암 발병률이 46%, 심혈관질환 발병률이 26%나 상승했다.

출처

– Omenn GS, Goodman GE, Thornquist MD, et al. Effects of a combination of beta carotene and vitamin A on lung cancer and cardiovascular disease. *N Engl J Med*. 1996 May 2; 334 (18): 1150–55.

● '셀레늄 및 비타민 E 암 예방 실험'Selenium and Vitamin E Cancer Prevention Trial에서는 35,533명을 대상으로 4가지 처방을 했다. A그룹에게는 셀레늄, B그룹에게는 비타민 E, C그룹에게는 셀레늄과 비타민 E, D그룹에게는 영양제를 넣지 않은 위약을 처방했다. 그 결과 비타민 E를 섭취한 B그룹과 C그룹에서 전립선암 발병률이 13%나 상승했다.

출처

– Lippman SM, Klein EA, Goodman PJ, et al. Effect of selenium and vitamin E on risk of prostate cancer and other cancers: the Selenium and Vitamin E Cancer Prevention Trial (SELECT). *JAMA*. 2009; 301: 39–51.

영양제가 심장질환의 원인이 된다는 각종 증거들

● 'MRC/BHF 심장질환 예방 연구'MRC/BHF Heart Protection

Study에서는 관상동맥 질환 및 기타 동맥폐색 질환 환자, 그리고 당뇨병 환자 20,536명을 대상으로 실험했다. A그룹에는 비타민 E, 비타민 C, 베타카로틴을 조합한 항산화 비타민 보조제를 처방했고 B그룹에는 위약을 처방했다. 그 결과 비타민 보조제를 처방받은 사람들의 혈중 비타민 농도가 높았지만 심장질환과 암의 발병률, 사망률을 줄여주지는 못했다.

출처

– Heart Protection Study Collaborative Group. MRC/BHF Heart Protection Study of antioxidant vitamin supplementation in 20,536 high-risk individuals: a randomised placebo-controlled trial. *Lancet*. 2002 Jul 6; 360 (9326): 23–33.

● '알파토코페롤 및 베타카로틴 암 예방 연구'Alpha-Tocopherol, Beta-Carotene Cancer Prevention Study에서는 예전에 심장마비를 겪었던 남성 흡연자 1,862명을 대상으로 실험했다. A그룹에게는 알파토코페롤, B그룹에게는 베타카로틴, C그룹에게는 알파토코페롤과 베타카로틴, D그룹에게는 아무것도 넣지 않은 위약을 처방했다. 그 결과 알파토코페롤만을 처방받은 A그룹은 위약을 처방받은 D그룹에 비해 관상동맥 질환으로 인한 사망률이 소폭 상승했지만, 베타카로틴을 처방받은 C집단은 위약을 처방받은 D그룹에 비해 관상동맥 질환으로 인한 사망률이 무려 75%가 늘어났다.

출처

– Rapola JM, Virtamo J, Ripatti S, et al. Randomised trial of alpha-tocopherol and betacarotene supplements on incidence of major coronary events in men with previous myocardial infarction. *Lancet*. 1997 Jun 14; 349 (9067): 1715-20.

● '아이오와 여성 건강연구'Iowa Women's Health Study에서는 1986년부터 2008년 사이에 노인 여성 38,772명을 대상으로 영양제 복용과 사망위험에 대한 연구를 진행했다. 그 결과 종합비타민제 및 마그네슘, 아연, 구리 등의 영양제를 복용한 사람은 그러지 않은 사람에 비해 사망 위험성이 더 높았다.

출처

- Mursu J, Robien K, Harnack LJ, et al. Dietary Supplements and Mortality Rate in Older Women: The Iowa Women's Health Study. *Arch Med*. 2011 Oct 10; 171 (18): 1625-33.

● '호프 투 실험'HOPE-TOO trial에서는 9,541명을 대상으로 실험을 진행했다. A그룹에게는 비타민 E를 처방했고 B그룹에게는 위약을 처방했다. 그 결과 두 집단 사이에 암이나 심혈관질환으로 인한 사망률 차이는 보이지 않았다. 그러나 비타민 E를 처방받은 환자들의 심부전 위험성은 더 높은 것으로 판명이 났다.

출처

- Lonn E, Bosch J, Yusuf S, et al; HOPE and HOPE-TOO Trial Investigators. Effects of long-term vitamin E supplementation on cardiovascular events and cancer: a randomized controlled trial. *JAMA*. 2005 Mar 16; 293 (11): 1338-47.

- '관상동맥 시술 이후의 엽산 실험'Folate After Coronary Intervention Trial에서는, 심장 동맥에 스텐트(동맥을 열어주는 금속제 관)를 이식받은 환자 636명을 4그룹으로 나누어 실험을 진행했다. A그룹에게는 비타민의 일종인 엽산, B그룹에게는 비타민 B6, C그룹에게는 비타민 B12, D그룹에게는 아무것도 넣지 않은 위약을 처방했다. 그 결과 엽산과 비타민 B6 및 비타민 B12를 처방받은 그룹의 환자들은 아무것도 넣지 않은 위약을 처방한 D그룹의 환자들에 비해, 혈관의 재협착 발병률이 높아져 심장수술을 또다시 받아야 했다.

출처
- Lange H, Suryapranata H, De Luca G, et al. Folate therapy and in-stent restenosis after coronary stenting. *N Engl J Med*. 2004 Jun 24; 350 (26): 2673-81.

- 'NORVIT 실험'NORVIT trial에서는 최근 7일간 심장마비를 일으킨 남녀 3,749명을 대상으로 실험을 진행했다. A그룹에게는 엽산과 비타민 B12와 비타민 B6를 처방했고, B그룹에게는 엽신과 비타민 B12를 처방했으며, C그룹에게는 비타민 B6를, D그룹에게는 위약을 처방했다. 그 결과는 다음과 같았다. 비타민의 일종인 엽산을 처방받은 A그룹과 B그룹은 심장마비와 뇌졸중 및 암 발병 등의 위험성이 20~30% 상승했다.

출처
- Bønaa KH, Njølstad I, Ueland PM, et al; NORVIT Trial Investigators. Homocysteine lowering and cardiovascular events

after acute myocardial infarction. *N Engl J Med*. 2006 Apr 13; 354
(15): 1578-88.

● '항산화제 및 엽산이 여성의 심혈관질환에 주는 영향에 대한 연구'
Women's Antioxidant and Folic Acid Cardiovascular Study에
서는 심혈관질환의 경험이 있거나 관상질환 위험인자 3개 이상을
지닌 여성 5,442명을 대상으로 실험을 진행했다. 이들에게 엽산,
비타민 B6, 비타민 B12, 그리고 위약을 처방했다. 그러나 엽산
과 비타민을 복용한다고 해서 심장마비나 뇌졸중, 그리고 심장수
술 및 사망률의 위험성은 줄어들지 않았다.

출처
- Albert CM, Cook NR, Gaziano JM, et al. Effect of folic acid and
  B vitamins on risk of cardiovascular events and total mortality
  among women at high risk for cardiovascular disease: a
  randomized trial. *JAMA*. 2008 May 7; 299 (17): 2027-36.

● '항산화제가 죽상동맥경화증에 주는 영향에 대한 연구'
Antioxidants for Atherosclerosis Study에서, 호모시스테인
의 농도가 높아진 819명의 노인에게 매일 엽산을 800ug씩 3년
동안 처방했다. 그 결과 호모시스테인의 농도를 낮추는 효과를
보였지만, 죽상동맥경화증의 진행을 늦추지도 못했고 동맥경화
를 막지도 못했다.

출처
- Durga J, Bots ML, Schouten EG, et al. Effect of 3 y of folic acid

supplementation on the progression of carotid intima-media thickness and carotid arterial stiffness in older adults. *Am J Clin Nutr*. 2011 May; 93 (5): 941-49.

● 'SEARCH 실험'SEARCH trial에서는 심장마비 생존자 12,064명을 3그룹으로 나누어 6~7년 동안 실험을 진행했다. A그룹에게는 엽산 2mg, B그룹에게는 비타민 B12 1mg, C그룹에게는 위약을 처방했다. 그 결과 엽산과 비타민을 복용한 그룹의 호모시스테인 수치는 28% 줄어들었지만, 심장마비와 뇌졸중과 심장수술 확률을 줄이는 효과는 보지 못했다.

출처

– Study of the Effectiveness of Additional Reductions in Cholesterol and Homocysteine(SEARCH) Collaborative Group, Armitage JM, Bowman L, Clarke RJ, et al. Effects of homocysteine-lowering with folic acid plus vitamin B12 vs placebo on mortality and major morbidity in myocardial infarction survivors: a randomized trial. *JAMA*. 2010 Jun 23; 303 (24): 2486-94.

비타민제가 당뇨병 환자의 신장을 손상시킨다는 증거

● '비타민이 당뇨병 환자의 신장 악화에 주는 영향 실험'Diabetic Intervention with Vitamins to Improve Nephropathy trial에서는, 신장질환과 당뇨병을 진단받은 238명의 환자를 두 그룹으로 나누어 실험을 진행했다. A그룹에게는 엽산과 비타민 B6과 비타

민 B12를 처방했다. B그룹에게는 위약을 처방했다. 그 결과 영양제를 복용한 A그룹의 신장기능이 B그룹에 비해 더욱 악화되었다. 심혈관질환에 시달리는 비율은 B그룹보다 2배나 높았다.

출처

- House AA, Eliasziw M, Cattran DC, et al. Effect of B-vitamin therapy on progression of diabetic nephropathy: a randomized controlled trial. *JAMA*. 2010 Apr 28; 303 (16): 1603-9.

비타민제가 노인의 골절을 악화시킨다는 증거

● '비타민 D의 섭취가 노년 여성의 낙상 골절에 끼치는 영향에 관한 연구'Annual High-Dose Oral Vitamin D and Falls and Fractures in Older Women에서는 요양기관에 입소하지 않은 70세 이상의 여성 12,256명을 대상으로 실험을 진행했다. A그룹에게는 비타민 D 500,000IU를 처방했고 B그룹에게는 위약을 처방했다. 그 결과 비타민 D를 복용한 집단의 낙상 골절률이 위약을 복용한 집단에 비해 현저히 높았다.

출처

- Sanders KM, Stuart AL, Williamson EJ, et al. Annual high-dose oral Vitamin D and falls and fractures in older women: a randomized controlled trial. *JAMA*. 2010 May 12; 303 (18): 1815-22.

식물은 영양의 조화가 완벽하다

내가 만일 과일이 풍성한 접시를 내민다면, 당신은 쉽게 바나나, 오
렌지, 사과, 포도 중에서 하나를 집을 것이다. 모든 과일과 채소는 세
밀한 분자로 만든 건축물이어서 서로 구분하기가 아주 쉽다. 과일과
채소 각각의 아름다운 건축물에는, 단백질, 지방, 탄수화물, 식이섬

유, 비타민, 미네랄 및 각종 생리화학물질이 풍부하게 담겨있다. 만일 어떤 과일의 한 성분(가령 토마토의 리코펜)이 특별히 우리 건강에 좋다면, 그것은 그 성분이 다른 수많은 성분들과 자연상태에서 패키지로 구성되어있기 때문이다. 그래서 그 성분들의 유기적인 결합이 우리의 건강을 향상시켜주는 것이다.

모든 과목에서 0점을 맞는데 유독 수학 한 가지만 100점을 맞는 '수학영재'를 당신은 우등생이라고 부를 수는 없을 것이다. 국어공부도 하고 체육도 하라고 간청하는 선생님에게 싸늘한 눈초리로 째려보는 그 학생을 당신은 절대 모범생이라고 하지 않을 것이다. 인간이 먹는 음식도 절대 이와 다르지 않다.

인간은 음식 덩어리를 치아로 부수어서(요리된 것은 그럴 필요가 없지만) 삼킨 다음 소화시킨다. 소화시킨 음식의 영양성분들은 혈관을 따라 흘러서 우리 몸 100조 개의 세포 속으로 들어간다. 영양이 풍부한 이 성분들은 혈관을 타고 흘러 세포막을 통해서 세포 내부로 흘러들어간다. 만일 소화된 음식의 어떤 성분이 너무 적거나 너무 많은 경우, 세포는 그것의 밸런스가 안 맞는다는 사실을 알아차리게 된다. 결과적으로 세포의 기능이 떨어져서 병이 되는 것이다.

과학자들도 음식과 신체의 상호 기능을 거의 이해하지 못하지만, 완벽한 조화가 존재한다는 사실은 알고 있다. 만일 당신이 개인적으로 조금 부족할지 모르는 성분을 보충하기 위해서 비타민제와 각종 영양제를 먹는다면, 당신의 세포는 금방 반응해서 신진대사기능의 밸런스가 기울어진다.

기울어진 밸런스란 무엇인가. 병을 말하는 것이다. 심장병, 암, 관절염 등을 말하는 것이다. 나도 의대를 다니고 인턴과 레지던트를 통과하면서 무수한 용어를 배우고 사용했다. 그러나 세월이 지나 많은 환자를 대하고 확신을 갖게 되면서, 어려운 용어를 사용해서 환자를 현혹시키는 것은 범죄라는 사실을 깨달았다. 앞에서 말한 공기 중의 산소, 질소, 이산화탄소의 이야기와 무엇이 다른가? 이처럼 간단한 논리가 또 어디에 있단 말인가?

이 분야에서 최고의 권위를 인정받는 〈코크란 리뷰〉Cochrane Reviews는 2008년에 다음과 같은 결론을 내렸다. "베타카로틴, 비타민 A, 비타민 E 등을 단독으로 먹거나 다른 항산화제와 함께 먹을 경우 심각하게 사망 가능성을 높인다." 독자 여러분은 잘 모르시겠지만, 이 분야에서 '코크란 연합'Cochrane Collaboration의 리포트보다 더 권위 있는 것은 없다. 그들은 어느 기업으로부터도 연구비를 지원받지 않기 때문에 자유롭고 당연히 공정성을 확보하고 있다. 베타카로틴Beta Carotine과 같이 정제되고 농축된 영양제를 먹어서 생긴 피해는, 베타카로틴이 풍부한 과일과 채소를 먹는 것과 너무나 뚜렷한 차이가 있어서 더 이상 언급할 필요도 없을 것이다.

알약은 음식이 아니다

음식을 통해서 베타카로틴을 더 많이 섭취하는 사람은 여러 종류의 암, 특히 폐암의 발병률을 낮춘다는 연구결과가 30년 전에 화제가 된 적이 있다. 이 결과를 토대로 가설(제약업체들이 선호하는)을 만든다면, 베타카로틴과 같이 식물에서 추출한 단일 영양소는 암 예방의 열쇠가 된다. 폐암의 위험성이 큰 사람들(흡연자 및 석면노출 노동자)을 대상으로 베타카로틴 알약의 효과를 검증하기 위한 임상시험 결과가 1994년과 1996년 두 차례 발표됐는데, 한쪽은 베타카로틴 알약을 주고 다른 쪽은 위약(플라시보: 아무것도 넣지 않은 가짜약)을 준 연구였다.

결과는 어땠을까. 기대와는 달리 두 번의 임상시험 모두 위약(가짜약)을 먹은 사람보다 진짜 베타카로틴 약을 먹은 사람에게서 더 많은 암이 발생했다. 위와 같은 실험 결과는, 베타카로틴이라는 성분이 몸에 나쁘다는 뜻이 절대 아니다. 성분이 문제가 아니라 정제된 알약이 문제라는 것이다.

베타카로틴은 식물에서만 발견된다. 과일과 채소를 통해 베타카로틴을 먹는 사람에게서만 베타카로틴이 형성된다. 물론 식물성식품에는 암을 예방하는 많은 성분이 있다. 그러나 베타카로틴처럼 그중의 한 성분만 먹는 사람에게는 효과가 없다. 알약은 완전한 식물성식품이 아니기 때문이다.

베타카로틴은 음식에서 부족한 부분을 보충하는 약 50가지의 대체물 중 하나다. 카로티노이드Carotenoid로 분류되는 이 성분은 특별히 과일과 채소에 풍부하다. 영양성분이 세포질로 이동한 후에, 특별한 수용체를 통해서 열쇠가 자물쇠에 끼워지듯이 세포조직에 끼워진다. 베타카로틴처럼 모든 생화학적 카로티노이드는 실제 기능을 하기 전에 특별한 카로티노이드 수용체에 닿아야 하는 것이다.

세포가 한 종류의 카로티노이드로 넘치게 되면 카로티노이드 수용체들이 극심한 경쟁을 하게 된다. 만일 그 넘치는 한 종류가 베타카로틴이라면, 나머지 49종의 카로티노이드들은 넘쳐나는 베타카로틴에 의해 세포연결고리로부터 쫓겨나게 되고, 따라서 세포에 치명적인 영양의 불균형을 초래하게 되는 것이다. 사람들은 광고에서 유혹하는 최신 제품에 더 신뢰성을 보내는 경향이 있다. 그렇지 않다는 과학적 증거가 수도 없이 많은데도 말이다.

최근 베타카로틴, 비타민 E, 엽산 등, 정제영양제의 효과에 대한 방대한 연구가 있었다. 15만 명을 대상으로 한 이 연구에서 각종 영양제를 먹었을 경우 심장병, 암, 조숙증의 위험성이 크게 증가하는 것으로 나타났다. 그뿐만 아니라 여성의 경우 관절이 위험해져 골절이 생기고, 당뇨로 인한 신장의 손상, 호흡기관의 심각한 감염 등이 보고되기도 했다.

비타민 D는 햇볕 한 줌으로 충분하다

비타민 D는 두 가지 측면에서 색다르다. 첫째, 우리가 비타민이라고 부르긴 하지만 실제로 비타민이 아니라 호르몬이다. 둘째, 음식에서 합성해내는 것이 아니라 햇볕에 노출됨으로써 얻는 것이다. 그렇다고 사막 지방에 사는 사람에게만 듬뿍 주어진다는 말은 아니다. 당신이 사는 곳에서 잠깐 햇볕을 쬐기만 해도 충분한 호르몬을 만들어 낸다. 햇볕을 많이 쬐면 더 많이 생성되는 것이 아니라 잠깐만 쬐도 충분하다는 말이다.

이것이 핵심이다. 수학점수 10점이면 합격이므로 당신은 10점만 맞으면 된다. 100점을 맞기 위해 밤을 새워 공부할 필요가 없다는 말이다. 100점을 맞기 위해 하루 종일 햇볕에 얼굴을 그을릴 필요도 없고, 100점을 맞기 위해 통장을 털려가며 영양제를 사 먹을 필요가 없다는 말이다. 당신이 수학 100점을 맞기 위해서 매일 밤을 새워 공부한다면 영어와 과학은 언제 공부한다는 말인가? 당신이 수학 100점 (과잉점수)을 맞았지만 낙제할 수밖에 없다. 균형이 무너졌기 때문이다.

당신이 칼슘영양제 하나를 먹거나 유제품을 먹으면 비타민 D가 몸 속으로 들어간다. 사실이다. 소의 우유에는 비타민 A와 D가 있고 칼슘영양제에도 종종 비타민 D를 추가한다. 그래서 미네랄이 우리 인체에 흡수된다. 그러나 문제는 우유를 마시거나 칼슘영양제를 먹는 것이 모두 건강에 해가 된다는 것이다. 우리는 여기에 대해서 7장에서 공부했다. 나는 의사의 양심을 걸고 이 두 가지 모두 추천할 수 없다. 그러면 우리는 어떻게 비타민 D를 흡수하는 것일까?

진리가 단순한 것처럼 정답 또한 너무도 간단하다. 밖으로 나가는 것이다. 햇볕이 비타민 D를 만들어준다. 가장 안전하고 효과적으로 비타민 D를 흡수해서 약한 뼈를 강하게 해준다. 그러나 슬프게도 이렇게 편하고 돈이 안 드는 방법 대신에, 당신의 의사는 비타민 D 영양제를 먹으라고 권장할 것이다. 틀림없다. 그러나 큰 문제가 있다.

문제는 영양제가 당신의 혈중 비타민 D 수치를 증가시킨다는 것이다. 비타민을 먹어서 효과를 보게 된다고 생각하겠지만 수많은 연구가 그 생각의 오류를 증명해주었다. 비타민 D 영양제와 우유는 뼈를 강화하는 데 전혀 효과가 없다. 약해진 뼈를 강화시키는 것은 요양원에 누워있는 여성노인의 경우에만 미약한 정도로 효과가 있다. 그것도 비타민 D만 필요한 것이 아니고 비타민 D와 칼슘이 조합된 형태로 주어져야만 한다.

피부가 태양의 자외선을 빨아들임에 따라 간과 신장의 도움을 받아 비타민 D가 생산된다. 미국에 사는 일반인들의 90%는 햇볕에서 비타민 D를 얻고 10% 정도만 음식이나 영양제에서 비타민 D를 얻는다.

체내 비타민 D 수치의 변화는 거의 대부분 '무엇을 먹어서'가 아니라 '햇볕노출'에 의해서 일어난다. 인간의 몸은 초과로 생산된 비타민 D를 지방 속에 저장해둔다. 한 해 중 태양이 강렬한 때 생산해두었다가, 겨울처럼 햇볕이 많지 않을 때 천천히 빼내서 사용한다.

백인들의 경우 여름햇볕에 20~30분 정도 피부를 한 번만 노출시키면 비타민 D 1만 IU(International Unit: 호르몬 등의 활성에 대한 국제단위)를 얻을 수 있다. '영양에 관한 과학고문 위원회'와 미국립보건원은 하루에 200IU 정도로도 충분하다고 발표했다. 따라서 1만 IU는 충분하고도 넘치는 양이다.

봄, 여름, 가을 낮 시간에 손이나 얼굴을 일주일에 두세 번 5분 정도만 햇볕에 노출시켜도 백인들의 경우는 충분하다. 아시아인의 경우는 같은 조건 하에서 백인들의 3배 정도, 흑인들의 경우 백인들의 10배 정도 노출되면 충분한 비타민 D를 생산해낼 수 있다. 아시아인과 흑인에게 더 많은 노출시간이 필요한 이유는, 그들의 피부가 백인에 비해 더 어두워서 백인들만큼 햇볕을 잘 흡수하지 못하기 때문이다.

자외선은 비타민 D의 생산 외에도 많은 이득을 준다. 햇볕은 직접적으로 면역시스템을 작동시켜주고, 각종 호르몬의 상태를 알맞게 조절해주고, 피부세포의 기능을 활성화시켜준다. 햇볕은 또한 생물학적 주기를 확실히 조절해주는 기능 때문에 해외로 여행할 때 생물학적인 시차를 조정해주기도 한다. 시차적응의 가장 좋은 방법은 그 나라의 햇볕에 몸을 노출하는 것이라는 말이다. 햇볕에 노출되는 시간이 길어지면 유방암, 결장암, 전립선암, 폐암, 임파선암 등으로부터 생존율을 높여준다.

햇볕에 장기간 노출된다고 해서 비타민 D 독성이 발생하는 것은 아니지만, 과잉으로 노출되면 피부가 손상되기 때문에 조심해야 한다. 정말 아주 장기간 햇볕이 차단된다면 어린이의 경우 뼈가 변형되는 구루병Rickets이 생길 수도 있으나 햇볕만 쬐어준다면 금방 교정될 수 있다. 성인의 경우 뼈가 약화되는 것을 골다공증이라 부른다. 대부분의 경우 햇볕이 결핍되었다고 해서 특별한 증상을 보이지는 않는다. 그러나 근육과 뼈가 약화되거나 통증을 일으키는 원인이 되기도 하는 데, 섬유근육통으로 오진할 염려도 있다.

인간은 햇볕에 노출되면서 700만 년 동안 진화를 거듭해왔다. 햇볕을 듬뿍 받은 식물을 먹고, 따뜻한 햇볕을 통해 면역력을 길러왔다. 그런 식으로 살아남은 우수한 동물이다. 우리가 굳이 비타민 D를 논하고 영양제를 논하고 골다공증을 염려할 필요가 무엇이란 말인가. 우리의 조상들이 그래 왔던 것처럼 하루에 한두 번 햇볕을 쬐면 그만인 것을….

비타민 D 부족이 아니라 육식이 문제다

최근 비타민 D의 부족이 많은 질병과 연관이 있다는 기사들이 떠돌아다닌다. 심장병, 중풍, 제2형 당뇨, 유방암, 결장암, 전립선암, 다발성경화증 등 셀 수도 없이 많다. 에콰도르Ecuador 동쪽 끝에 사는 사람들은 이런 질병의 위험에 처해있는데, 햇볕을 덜 쬐면서 살기 때문이라는 것이 그 이유로 발표되었다. 그러나 이런 가정은 사실과는 전혀 다르다. 에콰도르 본토에서 멀리 이주해 옴에 따라 전보다 식물성식품을 적게 먹고 동물성식품을 훨씬 많이 먹기 때문이다. 햇볕은 건강 전체로는 매우 큰 역할을 한다. 그러나 현대 서구인들의 질병과는 거의 관련이 없다. 비타민 D 영양제는 이런 질병을 치료하는 데 아무런 역할을 하지 못한다는 말이다.

비타민 D의 가치는 지나치게 과장되어있다

비타민 D 수치를 위한 혈액검사는, 미국에서 매년 실행되는 수백 수천만 검사 중에서 이제 일반적인 검사가 되었다. 현재의 정상 범위는 1㎖당 30나노그램 이상인데, 성인과 어린이의 50~90%가 비타민 D 결핍으로 추정된다. 그런데 엄청나게 햇볕을 받은 사람도 이 수치에는 근접할 수 없다.

아내 매리는 최근 비타민 D 수치 검사를 받았다. 캘리포니아의 풍부한 봄여름 햇볕과 코스타리카 7월의 강렬한 태양빛을 받고 여행에서 막 돌아왔을 때였다. 결과는 놀라웠다. 비타민 D 수치는 1㎖당 29.6나노그램이었는데 이것은 추천허용치에 못 미치는 수치였다. 많은 의사들(특별히 악의가 없는)은 아내 매리에게 비타민 D 영양제를 먹을 것을 권했다. 가능하면 평생토록 먹으라는 애정 어린 배려와 함께….

아내 매리의 경우가 특별한 경우가 아니다. 비슷한 결과가 하와이 거주 어린 학생들을 위한 연구에서도 나타났다. 1주일에 무려 평균 29시간이나 햇볕에 노출한 후에 한 실험이었다. 비타민 D를 촉진시키는 햇볕을 그렇게 오래 받은 후에도, 51%나 되는 학생들이 최소한의 요구수준에도 미달되는 결과를 받았다. 하와이에서 495명의 여성을 대상으로 한 연구에서는 44%가 비타민 D 평균수치 아래라는 결과를 받았다.

최근의 학술보고서에 의하면 1㎖당 30나노그램이라는 정상 기준치는 매우 과장되어있어서 더 하향 조정되어야 한다고 주장하고 있다. 나는 개인적으로 20정도가 적당하다고 생각한다. 성인과 어린이 모두 이 수치를 만족시키고 있다. 만일 테스트 결과 20 이하로 나온다면, 가장 먼저 해야 할 일은 실험실의 에러가 아닌지 체크해보고 두 번째 테스트를 받는 일이다.

그래도 20 이하가 나온다면 밖에 나가서 햇볕을 좀 더 쬐고 들어오는 일이다. 만일 그렇게 하지 않으면 병원 측이 당신에게 과감히 무슨 일을 저지를지 모르기 때문이다. 잠재적으로 위험한 일, 그러니까 비타민 D를 필요 이상으로 다량 처방할 수도 있다는 말이다. 그것도 평생 먹어야 한다는 조건('당뇨와 평생 친구가 되세요'처럼)을 달면서 말이다.

당신은 '흰 가운 증후군'White Coat Syndrome이라는 말을 들어봤을 것이다. 평소에는 정상이던 혈압이 의사나 간호사가 측정하면 갑자기 치솟는 현상을 말한다. 이럴 경우 의사는 '고혈압이지만 큰 걱정하지 않으셔도 된다. 하루에 몇 알씩 혈압약을 먹기만 하면 되는데 그저 평생 친구라 생각하기만 하면 별문제가 없다.'는 말을 하는 경우가 많다. 그런 다음 당신은 평생 약을 먹으면서 그 친구와 함께 길고 지루한 여행을 하게 된다는 말이다. 당신은 혈압약도 고혈압도 친구로 삼는 것을 원하지 않을 것이다. 그럴 필요가 전혀 없다.

그렇다면 요즘 들어 왜 병원의사들이 다투어 비타민 D 테스트를 하려고 난리인 것일까? 왜 과장된 수치를 표준으로 삼는 것일까? 병원 측의 예상대로 당신의 수치가 낮게 발견되면 제약업계의 이익이 증가하기 때문이다. 당신은 더 자주 병원을 방문해서 혈액테스트를 받게 될 것이고 당신에게 전혀 필요하지도 않은 영양제를 판매함으로써 그들의 산업은 더 번창하게 될 것이니까 말이다.

나는 이러한 일련의 과정을 '병을 판매하는 행위'Disease Mongering 라고 부른다. 건강한 사람에게 불필요한 테스트를 강요해서 환자를 만드는 행위 말이다. 불행하게도 이러한 일들은 걷잡을 수 없이 일어나고 있다.

내가 부정적인 사람이라서 이런 말을 한다고 생각한다면, 당신은 희생자가 될 가능성이 있거나 이미 희생자다. 나는 의대를 나왔고 의사이고 이 분야에서 오랫동안 종사해왔기 때문에 누구보다 더 잘 안다고 자부한다. 사람의 병을 치료하는 사람이 의사다. 그래서 나는 사람을 치료하지 않는 모든 의료행위를 '장사'라고 생각한다. 하물며 그 장사로 인해 환자가 고통을 받게 된다면 그건 장사를 넘어 '범죄'가 되는 것이다.

이런 일들이 지금도 수없이 당신의 주위에서 자행되고 있다. 이 책을 읽으면서 깨닫게 되고, 거기에다 실천(필요 없는 의학적 검사를 가능하면 피하는 것)하기까지 한다면 당신은 운이 좋은 독자이다. 그럴 때 나는 의사로서 큰 보람을 느낀다. 돈이 아닌 보람 말이다.

실내에서 하는 태닝은 절대 추천할 수 없다

상업적으로 널리 유행하는 실내 태닝Tanning이 햇볕처럼 자외선을 방사하는 것은 사실이다. 햇볕이 적은 지역에서, 또는 햇볕을 쬐기 불가능한 지역에서, 또는 단순히 미용을 목적으로, 비타민 D의 부족을 바로잡는다는 명분 등으로 태닝이 유행하고 있다.

그러나 태닝이 부적절하게 행해질 경우 피부의 손상을 일으킬 수 있다는 점을 명심해야 한다. 그 태닝은 정오의 뜨거운 햇살보다 더 강한 자외선을 방사하는 것이 일반적이다. 태닝은 주로 17~30세 여성들에게 일반적으로 행해지는데 상당히 나쁜 영향을 미치는 것으로도 악명 높다. 인위적인 태닝이 몸의 자연적인 순환을 방해하기 때문이다.

태닝을 하지 않는 여성에 비해, 담배를 더 많이 피우게 하고, 술을 더 마시게 하고, 덜 건강한 식습관을 유도하게 한다는 연구결과들이 발표되었다. 실제로 인공적인 태닝으로 인해 피부암, 피부손상, 피부노화의 위험성이 증가하고 있다.

영양은 자연에서 얻어라

더 건강하게 살고 덜 질병에 걸리게 살 수 있는 단 한 가지 방법을 추천한다. 녹말음식과 채소와 과일을 먹는 것이다. 그리고 야외(실내가 아닌)에 나가 햇볕을 쬐며 약간의 운동을 하라. 여러분이 지금까지 해온 방법들은 돈을 벌기 위한 비즈니스업계의 도구에 속할 뿐이다.

방 안에서 배달음식을 주문하고 손쉽게 알약을 먹고 실내에서 운동을 할 때, 다른 누군가는 돈을 번다. 당신이 병원에 가서 필요도 없는 검사를 받고 몸에 해가 되는 약을 먹을 때 누군가는 돈을 번다. 당신은 너무 쉽게, 아주 빨리 일을 해결하기 위해 그들의 돈벌이 도구가 되었다.

결과는 당신의 건강만 악화될 뿐이다. 인간에게 가장 자연스러운 녹말 중심의 식사를 하지 않은 대가는 처절하다. 수억 명의 사람들이 비만과 질병으로 신음하고 있다. 녹말 중심의 식사는 돈도 들지 않고 위험부담도 전혀 없다. 나의 논리를 뒷받침하는 연구결과는 너무도 많아서 트럭 열 대에도 다 실을 수 없을 정도다. 그러나 TV나 신문에는 잘 실리지 않는다. 신문과 TV는 제약업계나 식품업계의 광고를 먹어야 존재할 수가 있기 때문이다.

나는 죽을 때까지 이 일을 할 것이다. 돈이 되지 않는다는 것을 나 또한 잘 안다. 나는 오래전에 결정을 했다. 나는 이 책을 읽고 있는 당신과 손을 잡고 그 길을 함께 가고 싶다.

나는 이렇게 살을 빼고 병을 고쳤다 9

• • •

데브 태식 Deb Tasic

(일리노이주 샴페인 거주, 일리노이 대학 공연예술센터 센터장 은퇴)

문제는 41살 때 터졌다. 속이 너무나 메스껍고 어지러웠다. 가만히 있어도 방이 빙글빙글 도는 것 같았다. 베개에서 머리를 들 수 없을 정도였다. 우리 가족 주치의는 전화기 때문에 귀의 안쪽이 감염되었기 때문이라고 했다. 그러나 그가 처방해준 약은 전혀 도움이 되지 않았다. 나는 무기력하게 시간을 보냈다. 며칠 후 내 친구가 남편과 나를 데리고 다른 의사를 만나게 해주었다. 그 의사는 MRI 촬영을 한 후에 신경과 의사를 소개해주었다. 신경과 의사가 내린 결론에 우리는 너무 놀라 아무 말도 할 수 없었다. 뇌와 척수신경의 손상으로 각종 장애가 발생한다는 다발성경화증Multiple Sclerosis이었다.

그는 내가 5년 후에 휠체어를 타고 다녀야 한다고 했다. 그리고 10년 후에는 침대에서 계속 누워있어야만 한다고 했다. 그는 허리뼈 사이에

긴 바늘을 주입해서 수액을 채취하고 약물을 투입하는 척추천자脊椎穿刺, Spinal Tap 일정을 잡았다. 그러나 나는 그것이 너무 위험하고 고통스럽다는 사실을 잘 알고 있어 거부했다. 그러자 의사는 앞으로 유일한 치료법이 될지도 모르는 임상실험에 나를 끼워주지 않겠다고 협박했다.

이후 2년 동안 내 몸의 상태는 계속 악화되었다. 나는 휠체어를 타거나 침대에 계속 누워있기 좋게 집 내부를 개조했다. 그리고 장기장애보험도 들었다. 그리고 나는 이 엄청난 질병에 대해 구할 수 있는 자료를 모두 읽기 시작했다. 이때 산더미같이 많은 책과 자료 중에서 내 시선을 잡아끈 한 문장이 있었다. 오레곤 대학교 의대University of Oregon Medical School의 신경과 교수 로이 스웽크 박사Dr. Roy Swank가 쓴 그 글은 '저지방식을 하라'였다.

그러던 중 나는 맥두걸 박사의 강의를 듣게 되었다. 그가 북미 채식주의자협회 여름축제North American Vegetarian Society Summerfest에서 강의할 때였다. 당시 나는 준채식주의자Semi-vegetarian였다. 육식이라고 해봤자 약간의 닭고기와 새우를 먹을 뿐이었다. 그는 의료시스템과 의약품과 영양제가 아무런 도움이 안 된다고 열변을 토했다. 당시 비타민제 및 영양제를 구입하느라 한 달에 100달러 이상을 쓰고 있었다. 나는 귀가 솔깃해졌고 그의 주장에 따랐다. 영양제를 버렸고 자연식물식을 시작했다.

그 이후 10년이 넘게 지났다. 휠체어를 타는 일도 없었고 침대에 누워죽음을 기다리는 일도 없었다. 체중은 91kg에서 61kg로 줄었다. 콜레스테롤 수치는 192mg/dL에서 155mg/dL로 떨어졌다. 나는 하루 종일 일하고도 몸 상태가 가뿐했다.

질병이 시작된 이후 6년이 될 때까지 내 상태는 점점 심해졌었다. 그러나 자연식물식을 시작한 이후 상황이 바뀌기 시작했다. MRI 검사 결과는 '2년 전과 비교해 뇌병변의 크기가 줄어들었으며 뇌병변의 크기가 커졌던 적이 있었다는 징후가 없다'고 나왔다. 그리고 2년 후의 검사 결과는 '그간 다발성경화증의 진행 징후가 없으며 병변들은 크기를 유지하고 있고 새로운 병변들은 생기지 않았다'고 나왔다.

이듬해 나는 산타로사에서 열린 '맥두걸 박사의 10일 프로그램'에 참가했다. 그리고 내 이야기를 사람들에게 알려 유명인사가 되었다. 자연식물식은 내 생명을 구했다. 나는 최근 10여 년 동안 매일 걷기 운동을 하고, 매주 두 번씩 근력 운동을 한다. 나는 일리노이 대학 공연예술센터에서 30년간 일을 했고 최근에 센터장을 마지막으로 은퇴했다. 이제 나는 다발성경화증이 악화되는 것을 두려워하지 않고 은퇴생활을 즐길 수 있게 되었다. 신경과 전문의가 무서운 예견을 한 지 17년이 지났다. 그러나 그 무시무시한 미래는 전혀 실현되지 않고 있다. 모두 자연식물식이 가져다준 축복이다.

chapter 11

설탕과 소금은
죄인이 아니다

우리 현명한 인간의 몸은 설탕과 소금을 어느 정도까지만 먹을 수 있도록 알아서 생리적으로 조절하게 되어있다. 그렇게 인간은 진화해왔고 그렇게 우리 몸이 설계되어있다. 불가능한 목표에 초점을 맞추는 행위(소금을 적게 먹고 설탕을 넣지 말라는)가 결코 인간을 건강하게 하지 못한다는 것을 알아야 한다. 소비자는 계속해서 똑같은 구매패턴을 보일 것이고 식품회사는 계속해서 돈을 벌 것이다. 사람들은 계속 아플 것이고 제약회사는 계속 수익을 증가시킬 것이다. 이와는 반대로 육류와 치즈의 소비를 멈추고 현미와 감자를 주식으로 먹는다면, 바로 이것이 세상을 바꿀 것이다.

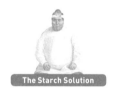

인간은 진화론적으로 짠맛과 단맛을 좋아한다

녹말 중심의 식단에서 제일 먼저 알고 넘어가야 할 것이 있다. 당신이 지방 가득한 육식 중심의 식사를 멈추게 되면 약간의 아쉬움도 남을 것이다. 그러나 나는 여기서 감히 약속할 수 있다. 당신은 오래 지나지 않아서 건강하고 안전한 녹말음식을 더 좋아하게 될 것이고, 결국 기름기 많고 화학성분 범벅인 참을 수 없는 공장음식에 눈을 찌푸리게 될 것이 분명하다. 그때까지는 새로운 방식의 음식습관(하지만 원래 우리 먼 조상들이 먹으면서 진화해온)에 집중하기 바란다. 이것이 건강한 방법으로 살아가는 유일한 길이기 때문이다. 나도 그 과정을 힘들지만 즐겁게 거쳐왔다. 내가 보장한다.

반가운 소식도 있다. 나는 당신을 초대해서 당신이 좋아하게 될 녹말 중심의 식단에 두 가지 맛을 더해주고 싶다. 당신이 좋다면 당신의 식탁에 올려줄 수 있다. 설탕과 소금이 그것이다. 이것들에 영양이 있냐고 질문한다면 '아니오'라고 대답하겠다. 그러나 대부분의 사람들에게 해를 끼치지 않는다고 감히 말할 수 있다.

우리는 학창시절 생물시간에 혀의 어떤 부분이 단맛을 느끼고 짠맛을 느끼는지 배운 적이 있다. 사실 우리 인간은 진화론적으로나 생리학적으로, 우리 인체에 에너지를 주고 미네랄을 공급하는 필수적인 두 가지 맛을 잘 찾아내도록 디자인되어있다. 이 두 가지 재료는 과도한 체중을 줄여주고 평생 건강을 유지시켜주는 데 필요한 물질이다.

당신이 이 두 재료가 '요리에서의 대표적인 적'이라고 믿는 이유는, 과학보다는 마케팅과 관련이 있음을 알아야 한다. 정작 문제가

혀의 맛지도

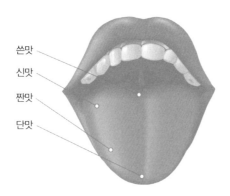

쓴맛
신맛
짠맛
단맛

되는 육류, 유제품, 지방, 기름, 공장음식에 대한 부정적인 관심을, 설탕과 소금으로 돌리려 하기 위함임을 알아야 한다. 여러분의 저항이 만만치 않음을 예상한다. 차근차근 살펴보자.

소금을 너무 좋아하면 죽을까?

나는 지금 소금에 대해 이야기를 시작했다. 먼저 밝혀두고 싶은 것이 있다. 나는 소금예찬론자가 아니다. 소금을 듬뿍듬뿍 넣어 먹으라는 말도 아니다. 그러나 공장음식에 숨어있는 심각한 정제나트륨과 지방이 더 큰 문제라는 점을 말하려고 하는 것이다. 음식에 어느 정도의 천연소금(정제나트륨이 아닌)을 넣어 먹는 것에 대해 지나치게 염려하지 말라는 말이다.

지나치게 짜게 먹으면 물을 마셔서 중화시키거나 숟가락을 놓도록 우리의 신체는 디자인되어있다. 천연소금에는 나트륨 외에도 각종 미네랄이 충분히 함유되어있다. 당신이 미네랄을 완전히 제거한 정제염(염화나트륨)을 먹는다면 많은 문제가 발생한다. 나는 지금 이 책에서 천연소금에 대해서만 말하겠다. 여기에서 내가 소금이라고 하는 것은 모두 천연소금을 말한다.

인간은 왜 소금을 먹을까? 사실 모든 야생동물들은 일부러 소금을 먹지 않는다. 그들이 먹는 자연의 음식물에 염분과 미네랄이 함유되어있기 때문이다. 그러나 우리 호모 사피엔스는 20만 년 전부터 불을 사용해서 녹말음식을 익혀 먹기 시작했다. 솔직히 말해서 불로 요리하면 음식에 있는 미네랄이 상당 부분 소실된다. 그래서 싱싱한 채소는 그냥 먹을 수 있지만 익힌 채소는 소금을 뿌려서 먹는 것이다. 천연소금에는 나트륨을 비롯한 미네랄이 풍부하기 때문이다.

나는 이 책의 시작에서도 언급한 바와 같이, 병을 치료하기 위해서 일주일 정도 과일과 채소만의 식사(산 음식을 먹는 것)를 추천한 바 있다. 그러나 현실적으로 평생 그것을 실천하는 것은 거의 불가능에 가깝다. 지속가능하지 않다는 말이다. 그래서 우리 인간은 차선책으로 소금을 택했다. 호모 사피엔스가 20만 년 전 지구에 출현하면서 불을 사용해서 음식을 익혀 먹었다는 기록은 차고도 넘친다.

소금을 제한하는 것이 세계적으로 널리 유행하고 있다. 심장병과 중풍을 예방한다고 알려져있으며 이제는 의학상식이 아니라 일반상식이 되어버렸다. 이 상식은 아주 오래전에 행해진 연구를 기반으로 한 것으로 나트륨 섭취 시에 나타나는 극심한 변화를 반영했던 연구로 거슬러 올라간다. 혈압을 낮추기 위해서는 하루에 나트륨을 500mg 이하로 섭취해야 한다는 것이다 .

이렇게 추천해서 사람들이 실천한 결과, 보통사람의 건강에 어떤 차이를 만들었을까? 그 어떤 연구와 분석에서도 그런 데이터는 존재하지 않는다. 왜 그럴까? 먼저, 대부분의 사람들은 이러한 충고를 실천하지 못한다. 왜냐하면 저염식은 단순히 말해서 맛이 없기 때문이다. 이처럼 '밍밍하게 먹느니 차라리 좀 아픈 것이 낫겠다'라는 생각을 거의 대부분 가지고 있다. '약간의 돈을 들여 혈압강하제를 먹으

면 소금을 다시 먹어도 되고, 밋밋한 음식을 굳이 먹지 않아도 된다'
라고까지 생각하게 된 것이다. 두 번째로는 소금 섭취를 줄인다고 해
서 의사들의 수입이 줄어드는 것도 아니고 환자들의 건강이 그렇게
위험해지는 것도 아니기 때문이다. '소금이 혈압을 높이고 고혈압은
심장병이나 중풍, 그리고 신장의 질병을 일으키는 위험요소'라는 사
실 때문에 관심이 높아지는 것도 사실이다.

그러나 광범위하게 실시된 실험에서는 다른 결과들을 보여준다.
과도한 소금 섭취를 미농무부의 하루 권장치(1,725mg~2,300mg: 티스
푼 2개 분량)로 줄였음에도 최고혈압(수축기 혈압)은 1~5포인트, 최저
혈압(이완기 혈압)은 0.6~3포인트밖에 변화되지 않았음을 보여주었
다. 필자가 운영하는 맥두걸 프로그램에서는 음식에서 소금 섭취의
많고 적음을 크게 문제 삼지 않는데, 평균 고혈압 수치(140/90mmHg
이상)가 일주일만 지나도 최고 15포인트에서 최저 13포인트까지 떨
어진다.

우리 맥두걸 프로그램에 가입하면 첫날부터 모든 혈압약을 끊는
다. 그런 조건하에서도 수치가 이렇게 떨어진다는 것은 매우 놀라운
일이다. 이러한 혈압의 변화는 음식이 인체에 미치는 놀라운 영향을
여실히 보여준다. 동물성지방과 단백질을 피하고 녹말과 식이섬유가
풍부한 음식으로 대체했기 때문이다. 이 건강한 음식들이 몸의 전체
적인 혈액순환을 좋게 해서 혈압을 정상적인 수치로 낮추는 결과를
낳기 때문이다. 내 환자를 모두 관찰한 결과는 거의 예외가 없었다.

녹말 중심의 식사를 하는 어떤 지역도, 비록 소금 섭취가 높은 지

역에서도 고혈압은 거의 발견되지 않았다. 그러나 건강하게 살던 어떤 지역 사람들이 미국으로 이민 와서 동물성음식과 정제식품의 섭취를 늘렸을 경우에는 어김없이 고혈압, 제2형 당뇨, 심장병, 비만 등이 급속도로 증가했다. 어떤 특정 성분(염화나트륨)보다는 전체적인 음식 섭취의 변화가 중요하다는 증거다. 채식주의자들은 그들이 소금을 얼마만큼 섭취하든 상관없이 혈압이 정상적이었다는 것을 몸으로 증명해 보였다.

소금을 줄이면 오히려 더 위험하다

2007년에 '제3회 미국민건강영양조사'NHANES3가 성인 1백만 명을 대상으로 대대적으로 실시되었다. 그 결과 '소금 섭취와 심혈관 위험성 사이의 관계는 상당히 지속적인 역전관계'임이 밝혀졌다. 쉽게 풀어서 얘기한다면, 소금 섭취가 많을수록 심장병과 중풍의 위험성이 감소된다는 뜻이다.

2011년에 〈미국의학협회저널〉에서 심혈관질병이 없는 3,581명을 대상으로 실험한 결과, 소금을 덜 섭취한 사람에게서 중풍과 심장병의 위험성이 높다는 결과가 나왔다. 그들의 결론은 다음과 같다.

"고혈압과 저염식은 서로 관련성이 없고 저염식이 생존율을 높이지도 않는다. 반대로 저염식은 심장병 발병을 높일 것으로 예상된다. 두 가지를 조합해서 결론을 내린다면, 소금 섭취를 줄이라는 일반적인 경고를 이 연구에서는 지지할 수 없다."

미국보건복지부가 기금을 조성해서 만든 국제적인 비영리단체 코크란 연합에서는 2011년에 〈미고혈압저널〉을 통해서 7가지 중요한 연구결과를 발표했다. 이 발표에 따르면 저염식이 건강을 향상시킨다는 강력한 증거는 발견되지 않았고, 소금을 제한하면 울혈성 심부전증 환자의 사망률이 증가하는 것으로 나타났다.

소금 섭취를 줄이면 왜 심혈관에 문제가 생기고 사망위험이 증가되는 것일까? 성인의 소금 섭취 감소에 대한 광범위한 연구를 실시한 〈브리티시 의학저널〉에 따르면, 인간은 소금 속에 있는 미네랄을 찾아서 섭취하도록 생리학적으로 설계되고 진화해왔다는 것이다. 우리가 소금을 충분히 섭취하지 않으면 우리 몸은 부신 호르몬을 증가시키며, 신장과 피부에 있는 소금의 손실을 감소시키는 등, 여러 가지 방식으로 체내 염분을 조절하도록 변화를 준다는 것이다. 인간은 소금이 부족할 경우 장기간 생존을 위한 생리학적 스트레스를 받게 되는데, 이 경우 혈관이 상처를 받게 되고 결국 심장병과 중풍을 일으키게 되는 것이다.

인간은 소금을 사랑한다

소금(천연소금)에 대한 우리의 갈망은, 우리 생명에 필수적인 미네랄에 대한 갈증을 의미한다. 나트륨은 이런 미네랄의 한 종류다. 소금을 본능적으로 찾으려는 갈증을 부정하는 것은 몸에 해가 된다. 또한 건강한 다이어트를 하려는 많은 사람들에게 도움이 되지 못한다. 단순히 맛이 좋다고 해서(맛없는 음식이 병을 고친다는 생각으로) 그것이 참아야 하는 음식이라고 생각하는 것은 잘못된 것이다.

35년 전 내가 호놀룰루에 있는 퀸즈 메디컬센터에서 내과 레지던트 훈련을 받을 때 일이다. 나는 신장병을 앓고 있는 내 환자들에게 소금기가 없는 버터와 치즈를 먹어야 한다고 설명하곤 했는데, 돌아오는 대답은 항상 똑같았다. "의사선생님, 참 웃기시는군요, 이건 뭐 기름으로 만든 떡을 먹는 느낌이네요." 스테이크를 먹을 때도 사람들은 소금을 뿌려 먹는다. 소금 없이 고기를 먹는 것은 상당히 밋밋할 것이다. 나는 지금 스테이크도 먹지 않고 소금을 뿌린 스테이크도 먹지 않지만 말이다.

건강한 음식에 밸런스를 맞추기 위해서 소금을 넣는 것은 인간의 자연스런 본능이었다. 식품산업이 우리를 상대로 비즈니스하는 방법을 찾기 전까지는 말이다. 무슨 말인가 하면, 우리가 지금 먹고 있는 소금의 80%는, 소금을 음식에 직접 뿌리는 방식이 아니라, 공장음식에 정제나트륨을 첨가하는 방식이기 때문이다. 일반적으로 사람들은 선택권도 없이 서양의 식습관에 따르게 된다. 아무런 선택권도 없이 햄, 소시지, 치즈처럼 가장 건강하지 못한 가공식품과 함께 정제나트륨을 섭취하기 때문이다. 소금을 많이 먹기 때문이 아니라, 소금을 정제한 정제나트륨과 각종 지방과 화학물을 넣어 섞은 공장고기와 유제품을 지나치게 먹기 때문인 것이다.

소금은 최근까지 많은 과학적 연구에서 '타도의 대상'으로 주목받아왔다. 그러나 그것은 소금 자체의 문제가 아니라 소금을 넣은 그 음식에 문제가 있다는 사실이 속속들이 밝혀지고 있다. 햄, 소시지, 핫도그, 패스트푸드, 포장된 스낵, 튀긴 음식 등을 말한다. 우리가 소금을 욕한다는 것은, 식품회사의 속셈과 야합하는 셈이 된다. 순진한 방관자인 소금을 욕하도록 우리를 조종하는 식품회사 말이다.

문제를 일으키는 진짜 장본인은 다량의 미네랄이 들어있는 천연소금이 아니라, 정제나트륨과 지방과 화학성분으로 뒤범벅이 된 바로 그 공장음식인 것이다. 우리를 병들게 하는 것은 소금이 아니라 지방이 듬뿍 든 베이컨과 치즈와 소시지다.

소금은 얼마나 먹어야 할까?

우리 몸을 적절하게 순환시키기 위해서는 하루 50mg 정도의 나트륨이 필요하다. 녹말음식, 채소, 과일을 중심으로 식단을 꾸미면 나트륨을 첨가하지 않고도 200~500mg 정도를 섭취하게 된다. 당신이 채식(자연식물식)을 하기만 하면, 추가로 소금을 섭취하지 않더라도 걱정할 필요가 없다는 말이다.

녹말 중심의 식단에 하루 1/2티스푼만 넣어도 1,100mg을 더하게 되는데, 이것은 하루 총합계 1,600mg이 된다. 이 수치는 미농무부의 식단 가이드라인 2,300mg보다 700mg 더 낮은 수치이다. 또한 심각한 심장병 때문에 병원에 입원한 환자에게 주어지는 저염식 2,000mg보다 400mg이나 낮은 수치이다.

이처럼 아주 낮은 수치이기 때문에, 나는 우리 집에 초대된 사람이 녹말 중심의 식단을 따르기만 하면, 아내가 만든 음식에 소량의 소금을 뿌려 먹더라도 개의치 않는다. 소금을 넣지 않은 음식이라도 상관없다. 거기에 하루 3/4티스푼의 소금을 넣어도 상관없다. 그렇게 넣어도 미국농무부의 가이드라인을 넘지 않기 때문이다.

나는 요리 중에 소금을 넣지 말고, 식탁에서 직접 소금을 넣을 것을 권장한다. 요리 중에 소금을 넣으면 다른 재료들로 섞여 들어가 소금 고유의 맛을 잃어버리기 때문이다. 진짜 게임은 주방의 불판 위에서가 아니라, 준비한 요리 위에 뿌려진 소금이 혀에 직접 닿을 때 시작되는 것이다.

그러나 소금에 아주 민감한 몇몇의 사람들은 제한된 식단에 따를 필요가 있다. 비행기의 기내에서 주는 토마토주스(소금기가 많은) 한 잔만 마셔도 다리가 붓는 사람들이 있다. 중국음식을 먹은 후에 손가락이 붓는 사람도 있다. 심장과 신장이 심하게 손상된 사람들도 평생 소금을 조심할 필요가 있다. 모두 소금을 엄격하게 제한할 필요가 있는 사람들이다. 그러나 당신처럼 일반적인 사람에게는 그럴 필요가 전혀 없다.

인생은 좀 더 달콤해도 좋다

나는 다시 설탕에 대해 이야기를 시작한다. 또다시 밝혀두고 싶은 것이 있다. 나는 설탕예찬론자가 아니다. 설탕을 듬뿍듬뿍 넣어 먹으라는 말도 아니다. 공장음식에 숨어있는 지나치게 많은 지방과 정제 설탕(원당이 아닌)이 진짜 문제인 것이다.

소금과 마찬가지로, 설탕 또한 음식에 맛을 더하는 길고 긴 여행을 함께 해왔다. 옥수수, 콩, 감자, 쌀을 그 자체로만 먹을 때 좀 밋밋하게 느꼈을 것이다. 전에 보통 먹을 때와 비교해서 말이다. 그렇다면 이처럼 건강한 녹말음식에 우리가 즐기는 이 친근한 양념을 조금 추가한다고 해서 무엇이 나쁘단 말인가? 설탕이 첨가된 블루베리소스, 카레, 케첩, 살사소스 등을 살짝 뿌리면 더 맛있는 녹말음식의 성찬이 차려진다. 나는 전적으로 찬성한다.

가능하면 원당(한국에서도 마스코바도Muscovado라는 원당이 판매되고 있음. 의사집안 출신인 로메오 카팔라가 필리핀 파나이섬에서 공정무역을 통해 판매하고 있는 제품으로 정제하지 않고 아무것도 첨가하지 않은 설탕으로 쌀로 치면 현미에 해당. 일반에게 판매되는 흑설탕과 황설탕은 흰설탕에 캐러멜 색소를 입힌 것이므로 주의를 요함-편집자주)을 먹기 바란다. 정제설탕은 제조과정에서 동물의 뼈를 표백제로 사용한다는 사실은 이미 널리 알려져있다. 당신이 음식을 요리할 때 흰 설탕 한 스푼을 넣을 때마다 동물의 뼈가 들어간다는 사실을 안다면 당신은 화들짝 놀랄 것이다.

나는 채식주의자로서 절대 흰 설탕을 권하지 않는다. 여기에서 말하는 설탕은, 앞에서 언급한 소금이 천연소금인 것처럼, 모두 동물의 뼈를 넣지 않은 '원당'이라는 사실을 먼저 밝혀둔다. 설탕은 지방도 없고 콜레스테롤도 없는 에너지의 원천이다. 거기에다 기분까지 좋게 한다. 가격도 아주 저렴하다. 설탕생산과 관련된 '환경발자국지수' The Environmental Footprint도 매우 낮고 설탕생산에 동물들이 해를 입을 염려도 많지 않다. 알맞게만 사용된다면 설탕은 주방에 좋은 무기로 추가될 수 있다. 소금처럼 설탕도 자연의 음식에 약간의 맛을 내는 도구로서 제공되지 못할 하등의 이유가 없는 것이다.

설탕은 지방과 기름에 비해서 확실하게 좋은 재료임에 틀림없다. 지방과 기름은 흰 설탕에 비해서 1g당 2.5배나 칼로리가 더 높고 건강에 문제를 일으키는 주범이다. 거리낄 필요가 없다. 각종 국물에 살짝 뿌린다거나 디저트로 마련한 딸기나 토마토 위에 살짝 뿌려도 좋다. 또한 각종 녹말음식이나 채소 위에 넣어서 먹어도 상관없다.

그렇게 해서 식물성음식을 먹는다는 것은, 가공식품이나 동물성식품을 먹는 것과 비교할 때 월등히 건강하기 때문이다. 범인은 설탕이 아니라 동물성식품이라는 말이다. 우리가 자꾸만 설탕을 범인으로 지목하면 진짜범인(동물성식품)은 교묘하게 변장을 하고 현장을 빠져 나갈 것이다.

소금과 마찬가지로 설탕도, 가능하면 요리할 때 넣기보다는 식탁 위에서 직접 넣는 것이 맛을 내는 데 좋다. 가능하면 원당(사탕수수로 즙을 짜내어 수분을 증발시킨 후 남는 결정체)을 사용하는 것이 좋다. 수프에 설탕을 1티스푼 넣으면 16칼로리만 추가될 뿐이다. 이 정도 설탕으로는 결코 비만의 원인이 되지 않는다.

설탕은 지방도 당뇨도 만들지 않는다

탄수화물이 나쁘다는 잘못된 인식, 바로 이것이 우리가 자연에서 생산되는 가장 완벽한 음식을 피하게 되는 근본적인 이유이다. 설탕은 우리 몸의 세포가 가장 원하는 에너지의 원천이다. 만일 당신이 탄수화물을 피하게 된다면, 그 빈 공간의 칼로리를 무엇으로 채울 것인가. 지방과 단백질로 채울 것이고 고기, 생선, 계란, 우유, 유제품, 식물성기름 등을 먹게 될 것이다.

수많은 연구 결과, 단순당을 먹는 사람들은 섭취하는 칼로리가 적은 것으로 나타났는데, 당연히 비만이 될 가능성이 훨씬 적어진다. 단순당(꿀, 설탕, 잼 등)이나 복합당(과일, 통곡물 등)을 먹는 사람은 일반적으로 지방을 덜 먹기 때문이다. 비만의 장본인은 당이 아니라 지방이다. 설탕과 지방은 놀이터의 시이소와 같다. 한쪽이 올라가면 다른 쪽은 내려가게 되어있다.

제2형 당뇨는 비만의 직접적인 결과다. 전 세계적으로 당뇨병이 가장 낮은 지역은 녹말을 주식으로 먹는 나라들이다. 제2형 당뇨는 아시아, 아프리카, 멕시코, 페루의 농촌이나 산촌에서는 잘 알려져있지 않다. 이 지역에서는 식단의 대부분을 녹말에 의지하고 있다. 현재 미국에 거주하는 히스패닉, 아메리카 원주민, 폴리네시안, 흑인들에게서 비만과 당뇨 발생이 아주 높게 나타나는데 이것은 절대 유전적인 것이 아니다. 이들은 그들 조상과 달리 서구식의 고지방, 고단백질 식사를 채택하고 나서 뚱뚱해지고 병이 잦아졌음을 알 수 있다. 범인은 탄수화물이 아니라, 과도한 지방과 과도한 단백질이라는 점을 강조한다.

과학자들은 제2형 당뇨의 원인이 설탕이라는 사실에 반대한다. 미당뇨학회는 소비 칼로리의 55~65%를 탄수화물에서 소비할 것을 권장한다. 당연히 당이 있는 음식들 말이다. 녹말음식을 기본으로 하는 고탄수화물 식단은 당이 질병을 치유하는 데 돕는 역할을 하고 전체적인 건강을 개선시키는 데 기여한다.

질병에 대한 당의 역할이 과대평가됐다는 지적에 대해 오해하지 말기를 바란다. 마트에서 파는 설탕과 밀가루가 건강에 좋은 음식이라는 말을 하려는 것이 아니다. 그것들은 이미 정제되었고 화학성분들이 추가되었다. 나는 그것들을 적극 추천할 생각은 절대 없다. 그러나 가짜범인 때문에 진짜범인을 놓치지 말라는 것을 강조할 뿐이다.

녹말은 지나치게 가공할 경우(정제탄수화물) 효율성을 잃어서 체중증가로 이어지고, 때론 체중감소의 원인도 된다. 복합탄수화물 형태의 현미, 통곡물, 옥수수, 고구마와 같은 것들이 비만해결과 건강증진의 최적의 통로임은 내가 굳이 강조하지 않아도 자명한 사실이다.

혈당지수(GI)가 상업적으로 악용되고 있다

여러분도 요즈음 혈당지수GI, Glycemic Index라는 말을 많이 들어봤을 것이다. 식후 2~3시간 지난 후에 혈액 내 당을 측정하는 방식이다. 일반적으로 식사 후에는 당이 올라가기 마련이다. 이것은 당연할 뿐더러 좋은 현상이다. 문제가 절대 아니라는 말이다. 우리가 음식을 먹는 최초의 목적은 무엇인가? 첫째로 먹는 즐거움 때문이고, 아마도 두 번째가 에너지를 얻어서 활동을 하기 위해서일 것이다. 혈당지수를 '생명을 지속시키는 연료의 효율성'이라는 측면에서 이해해야 한다.

평범하면서도 적절한 당의 증가가 당뇨라는 상업자본주의와 결합하면서 문제가 생겼다. 이것이 핵심이다. 고혈당이 의료비즈니스와 쿵짝을 맞추게 된 것이다. 결과적으로 밥이나 감자와 같은 음식을 먹은 후에 당연히 올라가게 되어있는 혈당지수를, 몸에 해롭고 피해야 할 질병으로 인식하게 된 것이다.

이것은 정말이지 진실이 아니다. 혈당측정에 있어서 한 번의 실수만 일어나도 엄청난 건강문제를 야기할 수 있기 때문이다. 올라간 혈당치를 제시하면서 흰 가운을 입은 의사는 당뇨약을 제시할 것이고 '평생 당뇨약과 친구가 되라'는 어이없는 처방을 내릴 것이 뻔하기 때문이다.

미국에서 비만과 제2형 당뇨는, 건강한 녹말음식을 피하면서 급속히 확산되었다. 녹말음식이 혈당을 올린다는 어처구니없는 통념때문에 말이다. 혈당 수치만 가지고 논한다면 녹말음식은 건강에 아주 나쁘고, 반면에 혈당 수치가 매우 낮은 음식인 식물성기름, 육류, 치즈는 얼마든지 먹으라는 얘기가 된다. 참으로 어이가 없다.

혈당지수가 높은 녹말음식은 비만을 예방하는 음식임에 틀림없다. 혈당지수가 올라가면 사람들은 포만감을 갖게 된다. 포만감이란 이제 그만 먹어도 된다는 인체의 반응이다. 육식에 비해 혈당지수가 높은 녹말음식은 포만감을 빨리 주어서 음식을 그만 먹게 한다. 감자는 혈당지수가 높은 음식이지만, 똑같은 칼로리를 먹었을 경우, 육류나 치즈에 비해서 2배나 포만감을 주는 음식이다. 그러니까 절반의 칼로리만 먹어도 포만감을 주어서 음식을 그만 먹게 해준다는 말이다.

'카보로딩'Carbo Loading 이라는 말은 '탄수화물 축적하기'라는 뜻인데 인내심을 요구하는 운동선수들이 잘 쓰는 말이다. 탄수화물은 글리코겐Glycogen 의 형태로 근육이나 간에 축적된다. 그리고 혈관을 통해 방사되면서 달릴 때 온몸으로 순간적인 에너지를 주는 물질이다. 운동선수들은 소비된 글리코겐을 보충하는 최적의 방법이 혈당지수가 높은 음식을 섭취하는 것임을 잘 알고 있다. 혈당지수가 높은 음

→ 각종 음식의 혈당지수

혈당지수 40 이하의 정크푸드	혈당지수 80 이상의 건강음식
과당(백설탕 종류)(19)	옥수수죽(109)
피자(30)	태국쌀(109)
파스타(32)	찐감자(101)
피넛M&M(33)	당근(92)
설탕첨가 초콜릿우유(34)	현미쌀(87)
네슬레 딸기우유(35)	옥수수과자(87)
Sara Lee 아이스크림(37)	구운감자(85)
초콜릿케이크(38)	통밀시리얼(83)

괄호 안의 숫자는 음식의 혈당지수를 나타냄. 혈당지수는 흰 설탕과 흰 식빵을 먹은 후에 나타나는 혈당의 표준증가를 기준으로 했고, 표준 100%에 대한 비율을 나타낸 것임.

식을 선택한다는 것은, 운동선수뿐 아니라 하루 종일 강하고 에너지 넘치는 삶을 원하는 사람들에게도 좋은 선택이다.

혈당지수는 자칫 잘못 이용하면 근거 없는 결론에 이를 수 있으며 위험한 선택을 하게 한다. 왼쪽에 치즈를 입힌 피자 한 조각과 설탕과 기름을 입힌 초콜릿 케이크가 있다고 생각해보자. 오른쪽에는 당근 한 접시와 찐 감자가 있다고 생각해보자. 어떤 음식이 건강에 좋을까? 아무런 거리낌 없이 오른쪽에 있는 당근과 찐 감자를 선택할 것이다. 그렇다면 병원의사가 그렇게 주장하는 혈당지수가 낮은 음식은 어느 쪽일까? 피자와 케이크다. 믿어지는가? 비만과 당뇨를 예방하고 각종 질병을 예방한다는 그 혈당지수 낮은 음식을 당신은 선택할 것인가?

그러나 단순당은 문제가 있다

나는 내과의사로서 중성지방 수치가 높을수록 충치가 많다는 사실을 발견했다. 단순당(꿀, 설탕, 잼 등)을 지나치게 많이 섭취하는 사람들에게서 흔히 볼 수 있는 문제다. 탄수화물은 일반적으로 중성지방의 증가에 관여한다. 중성지방은 혈중 지방 수치를 높여 심장병이나 중풍과도 연계될 가능성이 있다.

그러나 실험에 의하면 탄수화물을 먹어서 중성지방 수치가 오르려면, 단순당과 정제된 밀가루를 상당한 분량 먹어야 하며, 배가 불러서 도저히 먹을 수 없을 때까지 먹어야만 하는 것으로 밝혀졌다. 아주 특별한 조건하에서만, 간은 과도한 당을 중성지방으로 전환한다. 무슨 뜻인가 하면, 우리가 녹말음식을 통곡물, 콩, 감자, 각종 채소로 먹거나 과식하지 않고 적당히 먹기만 한다면 중성지방 수치는 올라가지 않는다는 것이다.

아주 드문 경우이긴 하지만, 녹말 중심의 식사를 했는데도 콜레스테롤과 중성지방 수치가 비정상일 경우가 있다. 나는 이럴 경우 내 환자들에게 정제된 밀가루나 단순당이 1%도 없는 음식을 먹게 한다. 과일과 과일주스도 함께 권하는데 둘 다 과당을 많이 포함하는 것들이다. 환자가 아닌 일반적인 사람의 경우, 약간의 정제된 밀가루와 단순당 정도는 역효과 없이 즐겨도 무방하다는 뜻이다.

설탕을 많이 먹으면 충치가 생긴다고 우리는 배워왔다. 고대인의 치아를 들여다보면, 치아의 부식은 현대사회에 들어와서 생긴 현상임을 알 수 있다. 바로 정제음식과 설탕의 과도한 섭취를 시작한 시점과 일치한다. 우리 입속에 있는 박테리아는 단순당을 강한 산성으로 전환시킨다. 이 강한 산성물질들이 치아를 보호하는 에나멜코팅을 부식시키는 것이다. '어떤 종류의 설탕을 먹느냐'와는 상관없이 에나멜코팅을 부식시키는 산성물질을 생산해내는 것이다. 설탕을 먹은 후에 물로 헹구거나 칫솔질을 하면 치아의 부식을 막을 수 있다.

몸의 자연적인 욕구를 지나치게 거부하지 마시라

당신이 정제된 공장음식을 먹지만 않는다면, 우리 현명한 인간의 몸은 설탕과 소금을 어느 정도까지만 먹을 수 있도록 알아서 생리적으로 조절하게 되어있다. 그렇게 인간은 진화해왔고 그렇게 우리 몸이 설계되어있다.

불가능한 목표에 초점을 맞추는 행위(소금을 적게 먹고 설탕을 넣지 말라는)가 결코 인간을 건강하게 하지 못한다는 것을 알아야 한다. 소비자는 계속해서 똑같은 구매패턴을 보일 것이고 식품회사는 계속해서 돈을 벌 것이다. 사람들은 계속 아플 것이고 제약회사는 계속 수익을 증가시킬 것이다. 이와는 반대로 육류와 치즈의 소비를 멈추고 현미와 감자를 주식으로 먹는다면, 바로 이것이 세상을 바꿀 것이다.

우리들의 그런 작은 행위들이 모여서, 이윤을 추구하려는 집단들이 함부로 우리를 비즈니스의 대상으로 만들지 못하게 할 것이다. 이러한 우리의 행위들은 소금과 설탕을 먹는 일이 별일 아니라는 것이 진실로 받아들여질 때까지 계속되어야 한다. 녹말 중심의 식단은 우리의 행복과 건강을 회복시키고 오염된 우리의 환경을 푸르게 할 것임을 우리는 믿는다. 이 두 가지 즐거운 양념인 소금과 설탕은, 다른 천연양념들과 함께 우리가 음식을 먹을 때 즐거움을 더할 것이며 평생 동안 녹말음식을 마음껏 즐기게 해주는 양념이기 때문이다.

나는 왜 동고동락했던
출판사와 헤어졌는가?

1990년대 초에 출판사에서 글 쓰는 스타일을 바꾸면 어떻겠냐고 주문이 왔다. 녹말을 기본으로 하는 식습관은 시대에 뒤떨어진 것이고 이제는 고단백질과 저탄수화물을 중심으로 하는 다이어트에 초점을 맞춰야 한다는 것이었다. "맥두걸 박사님, 앞으로는 새로운 트렌드를 반영하는 책을 써주실 것을 부탁드립니다."

나는 편집자에게, 최근 70년 동안의 각종 연구결과를 보더라도 동물성식품은 심장병과 암, 당뇨병, 비만을 초래하고, 녹말과 채소와 과일을 위주로 한 식습관이 훨씬 더 건강하다는 것은 너무도 자명하다고 상기시켜주었다. 그리고 나는 단순히 책을 팔아 돈을 버는 사업가가 아니라, 사람들의 건강을 개선시키는 의사임을 다시 한 번 상기시켜주었다.

〈맥두걸 박사의 자연식물식〉을 포함한 6권의 베스트셀러로 수백만 권의 판매를 기록하며 함께 동고동락했던 이 출판사와 나는 헤어졌다. 시간이 지나면서 그 편집자가 옳았음이 증명되었다. 다이어트 책들은 그 출판사가 예상했던 방향으로 나가고 있었기 때문이다. 그러니까 황제 다이어트, 앳킨스 다이어트, 저탄고지 다이어트의 물결이 시작되었다는 말이다.

그러나 더 오랜 시간이 흐른 후에 나의 주장이 진실이었음이 최종적으로 증명되었다. 이상야릇한 가지각색의 다이어트들이 사람을 혼란시키는 동안, 채식(자연식물식)은 꿋꿋하게 한길을 걸어가면서 더 많은 사람들의 공감을 얻고 이제는 진실로 자리 잡았기 때문이다.

오랜 시간이 지난 후에 몰려오는 파도는 내게 감명을 주었다. 이 배를 옳은 방향으로 이끌고 가는 것이 나와 이 책을 읽고 있는 당신의 임무다. 그리하여 마침내 우리는 병에 찌든 인류를 치유하고, 지구를 더럽히는 축산업과 우리의 통장을 털어가는 영양제 산업과 공포마케팅으로 우리의 삶을 망가뜨리는 보험회사로부터 자유로워 질 수 있을 것이다.

지금 이 책의 마지막 페이지를 읽고 고개를 끄덕이고 있는 당신은, 이제 나의 동지가 되었음을 나는 의심하지 않는다.

진실은 언제나 단순한 법이다.
사기꾼들이 주로 말이 많다.

— 강신원

25년 전 겨울, 나는 배낭을 멘 채 시베리아 횡단열차를 타고 혼자 세계여행을 떠났다. 끝없이 펼쳐지는 눈 덮인 시베리아의 자작나무를 감상하는 일은 톨스토이나 도스토예프스키의 소설을 읽는 것보다 감명 깊었다. 나는 매일매일 그 느낌을 일기장에 적어갔는데 '내 인생에서 가장 행복한 시간들…'이라고 적었던 기억이 새롭다.

베이징에서 모스크바로 가는 열차에서 몽고 처녀(덩치가 프로 레슬링 선수 같은)를 만난 적이 있었다. 그녀의 식량은 양고기였는데, 7박 8일 기차를 타고 가는 중에 침대칸 한쪽 선반에 커다란 양고기를 놓고 계속 썰어 먹고 있었다. '계속 먹으면 물리지 않냐'는 내 질문에 '계속 먹어서 그런 생각은 해보지 못했다'고 웃으며 대답했다. 그녀의 말에 의하면 그 당시 몽고인들은 60세 이전에 거의 사망했는데,

소련이 무너지고 시장이 개방되면서, 중국 채소와 과일들이 몽고로 수입되었고 주위에 나이 든 노인들이 많아지고 있다는 것이었다. 몽고인들도 채식을 곁들이면서 수명이 늘어났다는 뜻이다. 무슨 복잡한 말이 필요할까?

우리나라에서 육식을 피하는 일은 비무장지대를 걸어가면서 지뢰를 피하는 것처럼 어렵다. 퇴근하면서 집에까지 가는 길은 그야말로 지뢰밭이다. 오뎅집, 떡볶이집, 햄버거가게, 순대집, 빵집, 삼겹살집 등, 눈과 코를 막지 않고는 그 지뢰밭을 통과하기 힘들다. 그러나 나는 고깃집 가기를 절대 망설이지 않는다. 식당 중에서 채소가 가장 많은 곳이 '무한리필 고깃집'이며 그런 곳에서는 대부분 채소가 셀프서비스여서 눈치 보지 않고 마음대로 먹을 수 있기 때문이다. 요즘도 아주 간혹 술자리에서 고기 몇 점을 먹기도 하는데, 친구들이 '왜 먹지 않느냐'고 성화를 낼 때는 어쩔 수가 없다. 분위기를 깨지 않기 위해서 먹는 시늉을 할 뿐이다.

왜 까다롭게 채식만 하냐고? 고기를 안 먹다 보니 먹고 싶은 생각이 없어져버렸다. 나도 내가 이렇게 될 줄은 전혀 예상하지 못했다. 소고기든 닭고기든 우유든 피자든 가리지 않고 먹던 내가 말이다. 몸무게는 당연히 15kg 정도 빠졌고 피부도 깨끗해졌다. 가끔씩 주민등록상 나이가 실제로 맞느냐는 우스갯소리도 듣게 되었다. 봄마다 괴롭혔던 알레르기도 사라졌다. 최근 20여 년 동안 한 번도 병원에 가 본 적이 없고 앞으로도 갈 생각이 없다.

최근에 사이몬북스에서 〈사라진 암〉이라는 책을 발간했다. 수술도 없이 약물도 없이 음식습관과 마음습관을 바꾸어 암을 완치한 이야기는 참으로 감명적이었다. 이 책의 저자 한상도 선생님도 내가 겪은 일들을 똑같이 겪었다고 책에서 다음과 같이 고백하고 있다.

"육류와 가공식품을 끊고 채식(자연식물식)을 시작하자 그렇게 안 빠지던 살이 70kg에서 57kg으로 빠져 총각몸매가 되었다. 피부가 몰라보게 좋아졌으며 고혈압과 통풍도 사라졌다. 탈모가 멈추면서 머리카락이 돋아나고 시력도 좋아졌다. 수시로 찾아오던 설사와 변비도 없어졌다. 1년 3개월이 지났다. PSA 수치 0.006! 마침내 암이 사라졌다. 급했던 성격도 온화하고 차분한 성격으로 바뀌었다. 암이 재앙으로 와서 축복이 된 것이다."

콜레스테롤이니 동맥경화니 아미노산이니 제2형 당뇨니 어려운 용어로 지식을 포장할 필요가 없다. 그런 용어들은 100년 전에만 해도 사전에 없던 말들이다. 물론 나도 어려운 용어를 사용해서 그들을 설득하고 싶은 마음이 굴뚝같다. 사람들은 어렵고 복잡하게 말해야 더 신뢰한다는 것도 잘 안다. 그러나 진실은 언제나 단순한 법이다. 사기꾼들이 주로 말이 많다. 아주 간단한 예를 들어보겠다.

우리가 3일을 굶었다고 생각해보자. 굶고 난 후에 우리 앞에 두 가지가 펼쳐져있다. 왼쪽에 소 한 마리(살아있는 소)가 있고 오른쪽에 사과나무가 있다. 자, 우리는 어느 쪽을 보고 침을 꿀꺽 삼킬까? 당연히 사과에 손이 갈 것이다. 바보 같은 질문일지 모르지만 바로 이것이 인간이 채식동물이라는 증거다. 육식동물인 사자의 경우는 물론 소를 선택할 것이다.

호모 사피엔스 이전의 네안데르탈인(동시대를 같이 산 것으로도 추측된다)은 거의 육식을 했다. 과학자들이 그들의 뼈를 분석한 결과 그들의 수명이 30세를 넘은 경우를 발견할 수 없었다. 그 후 현생인류인 호모 사피엔스는 20만 년 동안 채식을 주로 해왔다. 현생인류가 채식주의자였다는 증거는 넘쳐난다. 우리의 DNA는 그렇게 진화해왔다. 아주 가끔 인간도 육식을 했는데, 과일이나 뿌리식물이 부족했을 때뿐이었다.

육식동물이 육식만 한다는 것은 잘못된 지식이다. BBC의 다큐멘터리들을 보면 사자들도 먹을 것이 부족하면 풀을 뜯는다. 인간도 먹을 것이 부족할 때(혹은 먹을 것이 넘쳐날 때) 육식을 했다. 인간과 DNA가 99% 일치하는 침팬지의 경우도 먹을 것이 부족하면 아주 간혹 육식을 하지만 식사의 대부분은 과일과 나뭇잎이다.

미국에서 노인요양병원을 운영하시는 분이 계신다. 몸이 아프신 노인들이 입원해 계시는데 평균 입원기간이 2년 정도란다. 어떻게 하면 수입이 좋아지냐는 내 질문에 대한 대답이 재밌다. 첫째, 많이 아파야 한다는 것이다. 감기나 가벼운 상처는 돈이 되지 않고 심한 중병으로 고생해야 한다는 것이다. 심하게 아플수록 병원 수입이 늘어난다는 말이다. 둘째, 건강이 회복되어서 퇴원하면 안 된다는 것이다. 아주 드물게 퇴원하시는 분들도 계시는데, 이럴 때면 겉으론 웃지만 속으론 씁쓸하다고 솔직히 말씀하셨다. 셋째, 돌아가시면 안 된다는 것이다. 돌아가시면 실제 슬프기도 하고 수입이 줄어서 슬프기도 하다고 더 솔직히 말씀하셨다.

종합하면 '심하게 아프면서 오래 살아야' 병원 수입이 극대화된다는 것이다. 이것이 미국 의료시스템의 솔직한 모습이다. 한국도 말할 필요가 없다. 우리는 모두 상업자본주의 병원시스템에 갇힌 죄수가 되어버렸다. 저자는 본인이 의사이면서도 이런 의료현실을 적나라하게 공개했다. 말하자면 스스로 내부고발자가 되어 고백을 한 것이다.

학창시절에 '아낙'Anak이라는 노래가 유행한 적이 있다. 이 노래를 불렀고 작사와 작곡까지 했던 필리핀 가수 프레디 아길라Freddie Aguilar의 다큐멘터리를 TV에서 방송한 적이 있다. 아낙을 히트시켜 세계적인 가수의 반열에 오른 이 젊은 가수는, 아무래도 자기가 많이 부족한 것을 느껴 필리핀 최고 음대의 학장을 찾아갔다. 공부를 더 하고 싶다고 하자 그의 노래를 들은 교수님께서 한참 생각한 후에 하는 말이 '여기서 오래 공부하면 당신 고유의 개성 있는 음악을 할 수 없을 가능성이 있으니 그냥 가시라'고 했다는 것이다. 이 가수가 하는 말이 '나는 악보도 볼 줄 모르니 그 대학에 들어갔으면 몹시 힘들었을 것'이라고 웃으며 말하는 장면도 TV에 잡혔다.

가령 어떤 사람이 나무를 톱질해서 오두막 짓는 일을 좋아한다고 해보자. 그는 건축학개론도 공부하지 못했고 설계도조차 그리지 못하지만, 삼나무나 오동나무를 톱으로 자르고 연결을 해서 소로우Henry David Thoreau의 집과 같은 오두막집을 멋있게 지을 것이다. 그 소박하고 정갈하고 고졸古拙한 집에 친구들을 초대할 생각에 집 짓는 내내 얼마나 행복해하겠는가 말이다.

나 또한 책을 번역하는 내내 행복했다. 가장 감명 깊은 영화를 애기하는데 앞에 앉아있는 멋진 여자가 '제 인생에서 가장 감명 깊은 영화가 바로 그 영화예요'라고 맞장구치는 소리를 듣는 기분이었다고나 할까. 말이 잘 통하는 여자와 살아야 한다는 얘기들을 한다. 서로 가치관이 맞는 사람과 부부를 맺어야 한다는 말일 것이다. 책을 번역하면서 나는 내 생각과 똑같은 여자를 만나서 사랑하는 기쁨을 맛보았다. 이 사랑하는 여자를 부모님과 친구들에게 소개하는 떨리는 마음으로 이 책을 당신에게 바친다.

주석에 지정되지 않은 내용은 모두 아래 책에서 참고했음.

Pennington JA, Bowes A, Church H. *Bowes & Church' Food Values of Portions Commonly Used*. 17th ed. (Philadelphia and New York: Lippincott Williams & Wilkins, 1998).

chapter 02

- Weiss E, Wetterstrom W, Nadel D, Bar-Yosef O. The broad spectrum revisited: evidence from plant remains. *Proc Natl Acad Sci USA*. 2004 Jun 29; 101(26): 9551–55.

- Deacon HJ. Planting an idea: An archeology of stone age gatherers in South Africa. *S Afr Archaeol Bull* 48: 86–93, 1993.

- Revedin A, Aranguren B, Becattini R, Longo L, Marconi E, Lippi MM, Skakun N, Sinitsyn A, Spiridonova E, Svoboda J. Thirty thousand-year-old evidence of plant food processing. *Proc Natl Acad Sci USA*. 2010 Nov 2; 107 (44): 18815–19.

- Mercader J. Mozambican grass seed consumption during the Middle Stone Age. *Science*. 2009 Dec 18; 326 (5960): 1680–83.

- Henry AG, Brooks AS, Piperno DR. Microfossils in calculus demonstrate consumption of plants and cooked foods in Neanderthal diets (Shanidar III, Iraq; Spy I and II, Belgium). *Proc Natl Acad Sci USA*. 2011 Jan 11; 108 (2): 486–91.

- Eades M, Eades M. *Protein Power: The High-Protein/Low Carbohydrate Way to Lose Weight, Feel Fit, and Boost Your Health—in Just Weeks!* (New York: Bantam, 1996).

- Allam AH, Thompson RC, Wann LS, et al. Atherosclerosis in ancient Egyptian mummies: the Horus study. *JACC Cardiovasc Imaging*. 2011 Apr; 4 (4): 315–27.

- David AR, Kershaw A, Heagerty A. Atherosclerosis and diet in ancient Egypt. *Lancet*. 2010 Feb 27; 375 (9716): 718–19.

- Guardians.net/hawass/hatshepsut/search_for_hatshepsut.htm

- Gerloni A, Cavalli F, Costantinides F, Costantinides F, et al. Dental status of three Egyptian mummies: radiological investigation by multislice computerized tomography. *Oral Surg Oral Med Oral Pathol Oral Radiol Endod*. 2009 Jun; 107 (6): e58–64.

- Kuksis A, Child P, Myher JJ, et al. Bile acids of a 3200-year-old Egyptian mummy. *Can J Biochem*. 1978 Dec; 56 (12): 1141–48.

- Boano R, Fulcheri E, Martina MC, et al. Neural tube defect in a 4000-year-old Egyptian infant mummy: a case of meningocele from the museum of anthropology and ethnography of Turin (Italy). *Eur J Paediatr Neurol*. 2009 Nov; 13 (6): 481–87.

- Macko SA, Engel MH, Andrusevich V, et al. Documenting the diet in ancient human populations through stable isotope analysis of hair. *Philos Trans R Soc Lond B Biol Sci*. 1999 Jan 29; 354 (1379): 65–75.

- Durant W. *The Story of Civilization Vol III: Caesar and Christ*. (New York: Simon and Schuster, 1944).

- Curry A. The gladiator' diet. *Archeology* 2008 Nov/Dec 61. www.archaeology.org/0811/abstracts/gladiator.html.

- Perry GH, Dominy NJ, Claw KG, Lee AS, et al. Diet and the evolution of human amylase gene copy number variation. *Nat Genet*. 2007 Oct; 39 (10): 1256–60.

- News.bbc.co.uk/2/hi/6983330.stm

- Flatt JP. Carbohydrate balance and body-weight regulation. *Proc Nutr Soc*. 1996 Mar; 55 (1B): 449-65.

- Zerodisease.com/archive/Dietary_Goals_For_The_United_States.pdf

- Chopra M, Galbraith S, Darnton-Hill I. A global response to a global problem: the epidemic of overnutrition. *Bull World Health Organ*. 2003 Jan 23; 80: 952–58.

- Hossain P, Kawar B, El Nahas M. Obesity and diabetes in the developing world—a growing challenge. *N Engl J Med*. 2007 Jan 18; 356 (3): 213–15.

- www.fao.org/docrep/010/a0701e/a0701e00.htm

chapter 03

- Bujnowski D, Xun P, Daviglus ML, et al. Longitudinal association between animal and vegetable protein intake and obesity among men in the United States: the Chicago Western Electric Study. *J Am Diet Assoc*. 2011 Aug; 111 (8): 1150–55.e1.

- Webcenters.netscape.compuserve.com/homerealestate/package.jsp?name=fte/thinnest-people/thinnestpeople

- Rolls BJ. The role of energy density in the overconsumption of fat. *J Nutr*. 2000 Feb; 130 (2S Suppl): 268S–271S.

- Blundell JE, Lawton CL, Cotton JR, Macdiarmid JI. Control of human appetite: implications for the intake of dietary fat. *Annu Rev Nutr*. 1996; 16: 285–319.

- Rolls BJ, Kim-Harris S, Fischman MW, et al. Satiety after preloads with different amounts of fat and carbohydrate: implications for obesity. *Am J Clin Nutr*. 1994 Oct; 60 (4): 476–87.

- Hellerstein MK. De novo lipogenesis in humans: metabolic and regulatory aspects. *Eur J Clin Nutr*. 1999 Apr; 53 Suppl 1: S53–65.

- Acheson KJ, Schutz Y, Bessard T, et al. Glycogen storage capacity and de novo lipogenesis during massive carbohydrate overfeeding in man. *Am J Clin Nutr*. 1988 Aug; 48 (2): 240–47.

- Minehira K, Bettschart V, Vidal H, et al. Effect of carbohydrate overfeeding on whole body and adipose tissue metabolism in humans. *Obes Res*. 2003 Sep; 11 (9): 1096–1103.

- McDevitt RM, Bott SJ, Harding M, et al. De novo lipogenesis during controlled overfeeding with sucrose or glucose in lean and obese women. *Am J Clin Nutr*. 2001 Dec; 74 (6): 737–46.

- Dirlewanger M, di Vetta V, Guenat E, et al. Effects of short-term carbohydrate or fat overfeeding on energy expenditure and plasma leptin concentrations in healthy female subjects. *Int J Obes Relat Metab Disord*. 2000 Nov; 24 (11): 1413–18.

- McDevitt RM, Bott SJ, Harding M, et al. De novo lipogenesis during controlled overfeeding with sucrose or glucose in lean and obese women. *Am J Clin Nutr*. 2001 Dec; 74 (6): 737–46.

- Danforth E Jr. Diet and obesity. *Am J Clin Nutr*. 1985 May; 41 (5 Suppl): 1132–45.

- Hellerstein MK. No common energy currency: de novo lipogenesis as the road less traveled. *Am J Clin Nutr*. 2001 Dec; 74 (6): 707–8.

- Tappy L. Metabolic consequences of overfeeding in humans. *Curr Opin Clin Nutr Metab Care*. 2004 Nov; 7 (6): 623–8.

- Levine JA. Non-exercise activity thermogenesis (NEAT). *Best Pract Res Clin Endocrinol Metab*. 2002 Dec; 16 (4): 679–702.

- Thomas LH, Jones PR, Winter JA, Smith H. Hydrogenated oils and fats: the presence of chemically-modified fatty acids in human adipose tissue. *Am J Clin Nutr*. 1981 May; 34 (5): 877–86.

- London SJ, Sacks FM, Caesar J, et al. Fatty acid composition of subcutaneous adipose tissue and diet in postmenopausal US women. *Am J Clin Nutr*. 1991 Aug; 54 (2): 340–45.

- Baylin A, Kabagambe EK, Siles X, Campos H. Adipose tissue biomarkers of fatty acid intake. *Am J Clin Nutr*. 2002 Oct; 76 (4): 750–57.

- Brevik A, Veierød MB, Drevon CA, Andersen LF. Evaluation of the odd fatty acids 15:0 and 17:0 in serum and adipose tissue as markers of intake of milk and dairy fat. *Eur J Clin Nutr*. 2005 Dec; 59 (12): 1417–22.

- McDougall J. Effects of a low-carbohydrate diet. *Mayo Clin Proc*. 2004 Mar; 79 (3): 431.

- Reif A, Lesch KP. Toward a molecular architecture of personality. *Behav Brain Res*. 2003 Feb 17; 139 (1–): 1–20.

- Noblett KL, Coccaro EF. Molecular genetics of personality. *Curr Psychiatry Rep*. 2005 Mar; 7 (1): 73–80.

chapter 04

- Brenner BM. Dietary protein intake and the progressive nature of kidney disease: the role of hemodynamically mediated glomerular injury in the pathogenesis of progressive glomerular sclerosis in aging, renal ablation, and intrinsic renal disease. *N Engl Med*. 1982 Sep 9; 307 (11): 652–59.

- Meyer TW. Dietary protein intake and progressive glomerular sclerosis: the role of capillary hypertension and hyperperfusion in the progression of renal disease. *Ann Intern Med*. 1983 May; 98 (5 Pt 2): 832–38.

- Hansen HP. Effect of dietary protein restriction on prognosis in patients with diabetic nephropathy. *Kidney Int*. 2002 Jul; 62 (1): 220–28.

- Biesenbach G. Effect of mild dietary protein restriction on urinary protein excretion in patients with renal transplant fibrosis. *Wien Med Wochenschr*. 1996; 146 (4): 75–8.

- Pedrini MT. The effect of dietary protein restriction on the progression of diabetic and nondiabetic renal diseases: a meta-analysis. *Ann Intern Med*. 1996 Apr 1; 124 (7): 627–32.

- Cupisti A. Vegetarian diet alternated with conventional low-protein diet for patients with chronic renal failure. *J Ren Nutr*. 2002 Jan; 12 (1): 32–7.

- Bianchi GP. Vegetable versus animal protein diet in cirrhotic patients with chronic encephalopathy. A randomized cross-over comparison. *J Intern Med*. 1993 May; 233 (5): 385–92.

- Hegsted M, Schuette SA, Zemel MB, Linkswiler HM. Urinary calcium and calcium balance in young men as affected by level of protein and phosphorus intake. *J Nutr*. 1981 Mar; 111 (3): 553–62.

- Flegal KM, Carroll MD, Ogden CL, Curtin LR. *Prevalence and trends in obesity among US adults*, 1999–008. *JAMA*. 2010 Jan 20; 303 (3): 235–41.

- Danforth E Jr. Diet and obesity. *Am J Clin Nutr*. 1985 May; 41 (5 Suppl): 1132–45.

- Schrauwen P. High-fat diet, muscular lipotoxicity and insulin resistance. *Proc Nutr Soc*. 2007 Feb; 66 (1): 33–41.

- Yecies JL, Manning BD. Chewing the fat on tumor cell metabolism. *Cell*. 2010 Jan 8; 140 (1): 28–30.

- Behrman EJ, Gopalan V. Cholesterol and plants. *J. Chem. Educ*. 2005; 82 (12): 1791.

- Subramanian S, Chait A. The effect of dietary cholesterol on macrophage accumulation in adipose tissue: implications for systemic inflammation and atherosclerosis. *Curr Opin Lipidol*. 2009 Feb; 20 (1): 39–44.

- Morin RJ, Hu B, Peng SK, Sevanian A. Cholesterol oxides and carcinogenesis. *J Clin Lab Anal*. 1991; 5 (3): 219–25.

- Wilhelm B, Rajié A, Greig JD, et al. The effect of hazard analysis critical control point programs on microbial contamination of carcasses in abattoirs: a systematic review of published data. *Foodborne Pathog Dis*. 2011 Sep; 8 (9): 949–60.

- Wilhelm B, Rajié A, Waddell L, et al. Prevalence of zoonotic or potentially zoonotic bacteria, antimicrobial resistance, and somatic cell counts in organic dairy production: current knowledge and research gaps. *Foodborne Pathog Dis*. 2009 Jun; 6 (5): 525–39.

chapter 05

각종 질병에 대한 과학적 자료들과 자세한 내용은 웹사이트 www.drmcdougall.com.에서 참고하실 것.

chapter 06

- Millward DJ. The nutritional value of plant-based diets in relation to human amino acid and protein requirements. *Proc Nutr Soc*. 1999 May; 58 (2): 249–60.

- Mazess RB. Bone mineral content of North Alaskan Eskimos. *Am J Clin Nutr*. 1974 Sep; 27 (9): 916–25.

- Carpenter K. A short history of nutritional science: part 2 (1885–912). *J Nutr*. 2003 Apr; 133 (4): 975–84.

- Chittenden RH. *Physiological economy in nutrition, with special reference to the minimal protein requirement of the healthy man. An experimental study.* (New York: Frederick A. Stokes Company, 1904).

- Calloway DH. Sweat and miscellaneous nitrogen losses in human balance studies. *J Nutr*. 1971 Jun; 101 (6): 775–86.

- Hegsted DM. Minimum protein requirements of adults. *Am J Clin Nutr*. 1968 May; 21 (5): 352–57.

- Dole V. Dietary treatment of hypertension: clinical and metabolic studies of patients on the rice-fruit diet. *J Clin Invest*. 1950; 29: 1189–1206.

286

- Osborne T. Amino-acids in nutrition and growth. *J Bio Chem*. 1914; 17: 325–49.

- Rose W. Comparative growth of diet containing ten and nineteen amino acids, with further observation upon the role of glutamic and aspartic acid. *J Bio Chem*. 1948; 176: 753–62.

- Bicker M. The protein requirement of adult rats in terms of the protein contained in egg, milk, and soy flour. *J Nutr*. 1947; 34: 491.

- Bell G. Textbook of Physiology and Biochemistry, 4th ed., (Baltimore: Williams and Wilkins, 1959) 12.

- Reeds PJ. Protein nutrition of the neonate. *Proc Nutr Soc*. 2000 Feb; 59 (1): 87–97.

- Rose W. The amino acid requirement of adult man. *Nutr Abst Rev*. 1957; 27: 63–67.

- McDougall J. *The McDougall Plan*. (El Monte, Calif.: New Win Publishing, 1983), 95-109.

- Jean Mayer USDA/Human Nutrition Research Center on Aging at Tufts University School of Medicine: www.thedoctorwillseeyounow.com/content/nutrition/art2059.html

- Tufts University Medical School: http://www.quackwatch.com/03HealthPromotion/vegetarian.html

- www.hsph.harvard.edu/nutritionsource/protein.html

- Northwestern University: http://www.feinberg.northwestern.edu/nutrition factsheets/protein.html

- St Jeor S, Howard B, Prewitt E. Dietary protein and weight reduction: a statement for healthcare professionals from the Nutrition Committee of the Council on Nutrition, Physical Activity, and Metabolism of the American Heart Association. *Circulation*. 2001; 104: 1869–74.

- McDougall J. Plant foods have a complete amino acid composition. *Circulation*. 2002 Jun 25; 105 (25): e197; author reply e197.

chapter 07

- Dairy industry spends $201.6 million: www.dairycheckoff.com

- Dairy industry says insufficient calcium leads to chronic disease: www.nationaldairycouncil.org/NationalDairyCouncil/Health/Digest/dcd69-1Page1.htm

- 620 pounds of dairy consumed annually: www.dairycheckoff.com/DairyCheckoff/AboutUs/HowTheDairyCheckoffWorks/How-The-Dairy-Checkoff-Works

- www.unistraw.com/fastfacts

- Paterson CR. Calcium requirements in man: a critical review. *Postgrad Med J.* 1978 Apr; 54 (630): 244–48.

- Walker AR. The human requirement of calcium: should low intakes be supplemented? *Am J Clin Nutr.* 1972 May; 25 (5): 518–30.

- Irwin MI, Kienholz EW. A conspectus of research on calcium requirements of man. *J Nutr* 1973; 103: 1020–95.

- Sellers EA, Sharma A, Rodd C. Adaptation of Inuit children to a low-calcium diet. *CMAJ.* 2003 Apr 29; 168 (9): 1141–43. *CMAJ.* 2003 Sep 16; 169 (6): 542; author reply 542–43.

- www.drmcdougall.com/misc/2007nl/feb/whenfriendsask.htm

- Thacher TD, Abrams SA. Relationship of calcium absorption with 25(OH)D and calcium intake in children with rickets. *Nutr Rev.* 2010 Nov; 68 (11): 682–88.

- Winzenberg T, Shaw K, Fryer J, Jones G. Effects of calcium supplementation on bone density in healthy children: meta-analysis of randomised controlled trials. *BMJ.* 2006 Oct 14; 333 (7572): 775.

- Lanou AJ, Berkow SE, Barnard ND. Calcium, dairy products, and bone health in children and young adults: a reevaluation of the evidence. *Pediatrics.* 2005 Mar; 115 (3): 736–43.

- Weinsier RL, Krumdieck CL. Dairy foods and bone health: examination of the evidence. *Am J Clin Nutr*. 2000 Sep; 72 (3): 681–89.

- Recker RR, Heaney RP. The effect of milk supplements on calcium metabolism, bone metabolism and calcium balance. *Am J Clin Nutr*. 1985 Feb; 41 (2): 254–63.

- Lanou AJ. Bone health in children. *BMJ*. 2006 Oct 14; 333 (7572): 763–64.

- Abelow BJ, Holford TR, Insogna KL. Cross-cultural association between dietary animal protein and hip fracture: a hypothesis. *Calcif Tissue Int*. 1992 Jan; 50 (1): 14–18.

- Frassetto LA. Worldwide incidence of hip fracture in elderly women: relation to consumption of animal and vegetable foods. *J Gerontol A Biol Sci Med Sci*. 2000 Oct; 55 (10): M585–92.

- Remer T. Potential renal acid load of foods and its influence on urine pH. *J Am Diet Assoc*. 1995 Jul; 95 (7): 791–97.

- Barzel US. Excess dietary protein can adversely affect bone. *J Nutr*. 1998 Jun; 128 (6): 1051–53.

- Maurer M. Neutralization of Western diet inhibits bone resorption independently of K intake and reduces cortisol secretion in humans. *Am J Physiol Renal Physiol*. 2003 Jan; 284 (1): F32–40.

- Welch AA, Bingham SA, Reeve J, Khaw KT. More acidic dietary acid-base load is associated with reduced calcaneal broadband ultrasound attenuation in women but not in men: results from the EPIC-Norfolk cohort study. *Am J Clin Nutr*. 2007 Apr; 85 (4): 1134–41.

- Frassetto L. Diet, evolution and aging—he pathophysiologic effects of the postagricultural inversion of the potassium-to-sodium and base-to-chloride ratios in the human diet. *Eur J Nutr*. 2001 Oct; 40 (5): 200–13.

- Wynn E, Krieg MA, Lanham-New SA, Burckhardt P. Postgraduate symposium: Positive influence of nutritional alkalinity on bone health. *Proc Nutr Soc*. 2010 Feb; 69 (1): 166–73.

- Ahn J, Albanes D, Peters U, et al. Prostate, Lung, Colorectal, and Ovarian Trial Project Team. Dairy products, calcium intake, and risk of prostate cancer in the prostate, lung, colorectal, and ovarian cancer screening trial. *Cancer Epidemiol Biomarkers Prev*. 2007 Dec; 16 (12): 2623–30.

- Endogenous Hormones and Breast Cancer Collaborative Group. Insulin-like growth factor 1 (IGF1), IGF binding protein 3 (IGFBP3), and breast cancer risk: pooled individual data analysis of 17 prospective studies. *Lancet Oncol*. 2010; 11: 530–42.

- Yu H, Rohan T. Role of the insulin-like growth factor family in cancer development and progression. *J Natl Cancer Inst*. 2000 Sep 20; 92 (18): 1472–89.

- Cadogan J, Eastell R, Jones N, Barker ME. Milk intake and bone mineral acquisition in adolescent girls: randomised, controlled intervention trial. *BMJ*. 1997 Nov 15; 315 (7118): 1255–60.

- Heaney RP, McCarron DA, Dawson-Hughes B, et al. Dietary changes favorably affect bone remodeling in older adults. *J Am Diet Assoc*. 1999 Oct; 99 (10): 1228–33.

- Bartley J, McGlashan SR. Does milk increase mucus production? *Med Hypotheses*. 2010 Apr; 74 (4): 732–34.

- Guggenmos J, Schubart AS, Ogg S, et al. Antibody cross-reactivity between myelin oligodendrocyte glycoprotein and the milk protein butyrophilin in multiple sclerosis. *J Immunol*. 2004 Jan 1; 172 (1): 661–68.

- Panush RS, Stroud RM, Webster EM. Food-induced (allergic) arthritis. Inflammatory arthritis exacerbated by milk. *Arthritis Rheum*. 1986 Feb; 29 (2): 220–26.

- Tang BM, Eslick GD, Nowson C, et al. Use of calcium or calcium in combination with vitamin D supplementation to prevent fractures and bone loss in people aged 50 years and older: a meta-analysis. *Lancet*. 2007 Aug 25; 370 (9588): 657–66.

- Reid IR, Bolland MJ, Grey A. Effect of calcium supplementation on hip fractures.

Osteoporos Int. 2008 Aug; 19 (8): 1119–23.

- Warensjö E, Byberg L, Melhus H, et al. Dietary calcium intake and risk of fracture and osteoporosis: prospective longitudinal cohort study. *BMJ*. 2011 May 24; 342: d1473. doi: 10.1136/bmj.d1473.

- Sebastian A, Harris ST, Ottaway JH, et al. Improved mineral balance and skeletal metabolism in postmenopausal women treated with potassium bicarbonate. *N Engl J Med*. 1994 Jun 23; 330 (25): 1776–81.

- Benkhedda K, L'bbé MR, Cockell KA. Effect of calcium on iron absorption in women with marginal iron status. *Br J Nutr*. 2010 Mar; 103 (5): 742–48.

chapter 08

- Worm B, Barbier EB, Beaumont N, et al. Impacts of biodiversity loss on ocean ecosystem services. *Science*. 2006 Nov 3; 314 (5800): 787–90.

- Plourde M, Cunnane SC. Extremely limited synthesis of long chain polyunsaturates in adults: implications for their dietary essentiality and use as supplements. *Appl Physiol Nutr Metab*. 2007 Aug; 32 (4): 619–34.

- Tu WC, Cook-Johnson RJ, James MJ, Mflhèusler BS, Gibson RA. Omega-3 long chain fatty acid synthesis is regulated more by substrate levels than gene expression. *Prostaglandins Leukot Essent Fatty Acids*. 2010 Aug; 83 (2): 61–8.

4. Harnack K, Andersen G, Somoza V. Quantitation of alpha-linolenic acid elongation to eicosapentaenoic and docosahexaenoic acid as affected by the ratio of n6/n3 fatty acids. *Nutr Metab (Lond)*. 2009 Feb 19; 6: 8.

- Langdon JH. Has an aquatic diet been necessary for hominin brain evolution and functional development? *Br J Nutr*. 2006 Jul; 96 (1): 7–17.

- Welch AA, Shakya-Shrestha S, Lentjes MA, et al. Dietary intake and status of n-3b polyunsaturated fatty acids in a population of fish-eating and non-fish-eating meat-eaters, vegetarians, and vegans and the precursor-product ratio (corrected) of alpha-linolenic acid to long-chain n-3 polyunsaturated fatty acids: results from the EPIC-Norfolk cohort. *Am J Clin Nutr*. 2010 Nov; 92 (5): 1040–51.

- Sanders TA. DHA status of vegetarians. *Prostaglandins Leukot Essent Fatty Acids*. 2009 Aug–Sep; 81 (2–): 137–41.

- www.nap.edu/openbook.php?record_id=10490&page=471

- Sanders TA. Essential fatty acid requirements of vegetarians in pregnancy, lactation, and infancy. *Am J Clin Nutr*. 1999 Sep; 70 (3 Suppl): 555S–59S.

- Krüger E, Verreault R, Carmichael PH, et al. Omega-3 fatty acids and risk of dementia: the Canadian study of health and aging. *Am J Clin Nutr*. 2009 Jul; 90 (1): 184–92.

- Devore EE, Grodstein F, van Rooij FJ, et al. Dietary intake of fish and omega-3 fatty acids in relation to long-term dementia risk. *Am J Clin Nutr*. 2009 Jul; 90 (1): 170–76.

- Beezhold BL, Johnston CS, Daigle DR. Vegetarian diets are associated with healthy mood states: a cross-sectional study in Seventh Day Adventist adults. *Nutr J*. 2010 Jun 1; 9:26.

- Krüger E, Verreault R, Carmichael PH, et al. Omega-3 fatty acids and risk of dementia: the Canadian study of health and aging. *Am J Clin Nutr*. 2009 Jul; 90 (1): 184–92.

- Devore EE, Grodstein F, van Rooij FJ, et al. Dietary intake of fish and omega-3 fatty acids in relation to long-term dementia risk. *Am J Clin Nutr*. 2009 Jul; 90 (1): 170–76.

- Giem P, Beeson WL, Fraser GE. The incidence of dementia and intake of animal products: preliminary findings from the Adventist Health Study. *Neuroepidemiology*. 1993; 12 (1): 28–36.

- Smithers LG, Gibson RA, Makrides M. Maternal supplementation with docosahexaenoic acid during pregnancy does not affect early visual development in the infant: a randomized controlled trial. *Am J Clin Nutr*. 2011 Jun; 93 (6): 1293–99.

- Huston MC. The role of mercury and cadmium heavy metals in vascular disease, hypertension, coronary heart disease, and myocardial infarction. *Altern Ther Health Med*. 2007 Mar–pr; 13 (2): S128–33.

- Guallar E, Sanz-Gallardo MI, van' Veer P, et al.; Heavy Metals and Myocardial Infarction Study Group. Mercury, fish oils, and the risk of myocardial infarction. *N Engl J Med*. 2002 Nov 28; 347 (22): 1747–54.

- Virtanen JK, Voutilainen S, Rissanen TH, et al. Mercury, fish oils, and risk of acute coronary events and cardiovascular disease, coronary heart disease, and all-cause mortality in men in eastern Finland. *Arterioscler Thromb Vasc Biol*. 2005 Jan; 25 (1): 228–33.

- Davidson MH, Hunninghake D, Maki KC, et al. Comparison of the effects of lean red meat vs lean white meat on serum lipid levels among free-living persons with hypercholesterolemia: a long-term, randomized clinical trial. *Arch Intern Med*. 1999 Jun 28; 159 (12): 1331–38.

- Harris WS, Dujovne CA, Zucker M, Johnson B. Effects of a low saturated fat, low cholesterol fish oil supplement in hypertriglyceridemic patients. A placebocontrolled trial. *Ann Intern Med*. 1988 Sep 15; 109 (6): 465–70.

- Wilt TJ, Lofgren RP, Nichol KL, et al. Fish oil supplementation does not lower plasma cholesterol in men with hypercholesterolemia. Results of a randomized, placebo-controlled crossover study. *Ann Intern Med*. 1989 Dec 1; 111 (11): 900–05.

- Hooper L, Thompson RL, Harrison RA, et al. Risks and benefits of omega 3 fats for mortality, cardiovascular disease, and cancer: systematic review. *BMJ*. 2006 Apr 1; 332 (7544): 752–60.

- Cundiff DK, Lanou AJ, Nigg CR. Relation of omega-3 fatty acid intake to other dietary factors known to reduce coronary heart disease risk. *Am J Cardiol*. 2007 May 1; 99 (9): 1230–33.

- Kowey PR, Reiffel JA, Ellenbogen KA, et al. Efficacy and safety of prescription 255 omega-3 fatty acids for the prevention of recurrent symptomatic atrial fibrillation: a randomized controlled trial. *JAMA*. 2010 Dec 1; 304 (21): 2363–72.

- Jenkins DJ, Sievenpiper JL, Pauly D, et al. Are dietary recommendations for the use of fish oils sustainable? *CMAJ*. 2009 Mar 17; 180 (6): 633–37.

- Friedland RP, Petersen RB, Rubenstein R. Bovine spongiform encephalopathy and aquaculture. *J Alzheimers Dis*. 2009 Jun; 17 (2): 277–79.

- Bell JG, Henderson RJ, Tocher DR, et al. Substituting fish oil with crude palm oil in the diet of Atlantic salmon (Salmo salar) affects muscle fatty acid composition and hepatic fatty acid metabolism. *J Nutr*. 2002 Feb; 132 (2): 222–30.

- Weaver KL, Ivester P, Chilton JA, et al. The content of favorable and unfavorable polyunsaturated fatty acids found in commonly eaten fish. *J Am Diet Assoc*. 2008 Jul; 108 (7): 1178–85.

chapter 09

- Spence LA, Lipscomb ER, Cadogan J, et al. The effect of soy protein and soy isoflavones on calcium metabolism in postmenopausal women: a randomized crossover study. *Am J Clin Nutr*. 2005 Apr; 81 (4): 916–22.

- Roughead ZK, Hunt JR, Johnson LK, et al. Controlled substitution of soy protein for meat protein: effects on calcium retention, bone, and cardiovascular health indices in postmenopausal women. *J Clin Endocrinol Metab*. 2005 Jan; 90 (1): 181–89.

- Kerstetter JE, Wall DE, O'rien KO, et al. Meat and soy protein affect calcium homeostasis in healthy women. *J Nutr*. 2006 Jul; 136 (7): 1890–95.

- Arjmandi BH, Khalil DA, Smith BJ, et al. Soy protein has a greater effect on bone in postmenopausal women not on hormone replacement therapy, as evidenced by reducing bone resorption and urinary calcium excretion. *J Clin Endocrinol Metab*. 2003 Mar; 88 (3): 1048–54.

- Khalil DA, Lucas EA, Juma S, et al. Soy protein supplementation increases serum insulin-like growth factor-I in young and old men but does not affect markers of bone metabolism. *J Nutr*. 2002 Sep; 132 (9): 2605–8.

- Sauer LA, Blask DE, Dauchy RT. Dietary factors and growth and metabolism in experimental tumors. *J Nutr Biochem*. 2007 Oct; 18 (10): 637–49.

- Griffini P. Dietary omega-3 polyunsaturated fatty acids promote colon carcinoma metastasis in rat liver. *Cancer Res*. 1998 Aug 1; 58 (15): 3312–19.

- Coulombe J, Pelletier G, Tremblay P, et al. Influence of lipid diets on the number of metastases and ganglioside content of H59 variant tumors. *Clin Exp Metastasis*. 1997 Jul; 15 (4): 410–17.

- Klieveri L. Promotion of colon cancer metastases in rat liver by fish oil diet is not due to reduced stroma formation. *Clin Exp Metastasis*. 2000; 18 (5): 371–77.

- Thiäbaut AC, Kipnis V, Chang SC, et al. Dietary fat and postmenopausal invasive breast cancer in the National Institutes of Health-AARP Diet and Health Study cohort. *J Natl Cancer Inst*. 2007 Mar 21; 99 (6): 451–62.

- Ferrari R, Rapezzi C. The Mediterranean diet: a cultural journey. *Lancet*. 2011 May 1; 377 (9779): 1730–31.

- Keys A. Mediterranean diet and public health: personal reflections. *Am J Clin Nutr*. 1995 Jun; 61 (6 Suppl): 1321S–23S.

- Brown JM, Shelness GS, Rudel LL. Monounsaturated fatty acids and atherosclerosis: opposing views from epidemiology and experimental animal models. *Curr Atheroscler Rep*. 2007 Dec; 9 (6): 494–500.

- Natoli S, McCoy P. A review of the evidence: nuts and body weight. *Asia Pac J Clin Nutr*. 2007; 16 (4): 588–97.

- Sacks FM, Lichtenstein A, Van Horn L, et al; American Heart Association Nutrition Committee. Soy protein, isoflavones, and cardiovascular health: an American Heart Association Science Advisory for professionals from the Nutrition Committee. *Circulation*. 2006 Feb 21; 113 (7): 1034–44.

- Reddy ST. Effect of low-carbohydrate high-protein diets on acid-base balance, stone-forming propensity, and calcium metabolism. *Am J Kidney Dis*. 2002 Aug; 40 (2): 265–74.

- Jenkins DJ, Kendall CW, Vidgen E, et al. Effect of high vegetable protein diets on urinary calcium loss in middle-aged men and women. *Eur J Clin Nutr*. 2003 Feb; 57 (2): 376–82.

- Yu H. Role of the insulin-like growth factor family in cancer development and progression. *J Natl Cancer Inst*. 2000 Sep 20; 92 (18): 1472–89.

- Bartke A, Chandrashekar V, Dominici F, et al. Insulin-like growth factor 1 (IGF-1) and aging: controversies and new insights. *Biogerontology*. 2003; 4 (1): 1–8.

- Miller RA. Genetic approaches to the study of aging. *J Am Geriatr Soc*. 2005 Sep; 53 (9 Suppl): S284–86.

- Holzenberger M. The GH/IGF-I axis and longevity. *Eur J Endocrinol*. 2004 Aug; 151 Suppl 1: S23–7.

- Samaras TT, Elrick H, Storms LH. Is height related to longevity? *Life Sci*. 2003 Mar 7; 72 (16): 1781–1802.

- Turck D. Soy protein for infant feeding: what do we know? *Curr Opin Clin Nutr Metab Care*. 2007 May; 10 (3): 360–65.

- www.wholesoystory.com/newsletters/FrenchWARNING.pdf

- www.babycareadvice.com/babycare/general_help/article.php?id=43

- Sutter NB, Bustamante CD, Chase K, et al. A single IGF1 allele is a major determinant of small size in dogs. *Science*. 2007 Apr 6; 316(5821): 112-15.

- Siegel-Itzkovich J. Health committee warns of potential dangers of soya. *BMJ*. 2005 Jul 30; 331(7511): 254.

chapter 10

- Bjelakovic G, Nikolova D, Simonetti RG, Gluud C. Antioxidant supplements for prevention of mortality in healthy participants and patients with various diseases.

Cochrane Database Syst Rev. 2008 Apr 16; (2): CD007176.

- Bjelakovic G, Nikolova D, Simonetti RG, Gluud C. Antioxidant supplements for preventing gastrointestinal cancers. *Cochrane Database Syst Rev*. 2008 Jul 16; (3): CD004183.

- Peto R, Doll R, Buckley JD, Sporn MB. Can dietary beta-carotene materially reduce human cancer rates? *Nature*. 1981 Mar 19; 290 (5803): 201–8.

- Bjelke E. Dietary vitamin A and human lung cancer. *Int J Cancer*. 1975 Apr 15; 15 (4): 561–65.

- The Alpha-Tocopherol, Beta Carotene Cancer Prevention Study Group. The effect of vitamin E and beta carotene on the incidence of lung cancer and other cancers in male smokers. *N Engl J Med*. 1994 Apr 14; 330 (15): 1029–35.

- Omenn GS, Goodman GE, Thornquist MD, et al. Effects of a combination of beta carotene and vitamin A on lung cancer and cardiovascular disease. *N Engl J Med*. 1996 May 2; 334 (18): 1150–55.

- Pietrzik K. Antioxidant vitamins, cancer, and cardiovascular disease. *N Engl J Med*. 1996 Oct 3; 335 (14): 1065–66.

- Bjelakovic G, Gluud C. Vitamin and mineral supplement use in relation to all-cause mortality in the Iowa Women' Health Study. *Arch Intern Med*. 2011 Oct 10; 171 (18): 1633–4.

- Redberg RF. Vitamin supplements: more cost than value: comment on "dietary supplements and mortality rate in older women." *Arch Intern Med*. 2011 Oct 10; 171 (18): 1634–35.

- Lee JE, Chan AT. Fruit, vegetables, and folate: cultivating the evidence for cancer prevention. *Gastroenterology*. 2011 Jul; 141 (1): 16–20.

비타민 D에 관한 내용

- Pittas AG, Chung M, Trikalinos T, et al. Systematic review: Vitamin D and cardiometabolic outcomes. *Ann Intern Med*. 2010 Mar 2; 152 (5): 307–14.

- Grey A, Bolland MJ, Reid IR. Vitamin D supplementation. *Arch Intern Med*. 2010 Mar 22; 170 (6): 572–73.

- Glerup H, Mikkelsen K, Poulsen L, et al. Commonly recommended daily intake of vitamin D is not sufficient if sunlight exposure is limited. *J Internal Med*. 2000; 247: 260 –68.

- Holick MF. Vitamin D: a millenium perspective. *J Cell Biochem*. 2003; 88: 296–307.

- Reichrath J. The challenge resulting from positive and negative effects of sunlight: how much solar UV exposure is appropriate to balance between risks of vitamin D deficiency and skin cancer? *Prog Biophys Mol Biol*. 2006 Sep; 92 (1): 9–16.

- Reusch J, Ackermann H, Badenhoop K. Cyclic changes of vitamin D and PTH are primarily regulated by solar radiation: 5-year analysis of a German (50 degrees N) population. *Horm Metab Res*. 2009 May; 41 (5): 402–7.

- Salamone LM, Dallal GE, Zantos D, et al. Contributions of vitamin D intake and seasonal sunlight exposure to plasma 25-hydroxyvitamin D concentration in elderly women. *Am J Clin Nutr*. 1994 Jan; 59 (1): 80–86.

- Vieth R. Vitamin D supplementation, 25-hydroxyvitamin D concentrations, and safety. *Am J Clin Nutr*. 1999; 69: 84256.

- Wolpowitz D, Gilchrest BA. The vitamin D questions: how much do you need and how should you get it? *J Am Acad Dermatol*. 2006 Feb; 54 (2): 301–17.

- Lucas RM, Repacholi MH, McMichael AJ. Is the current public health message on UV exposure correct? *Bull World Health Organ*. 2006 Jun; 84 (6): 485–91.

- Wharton JR, Cockerell CJ. The sun: a friend and enemy. *Clin Dermatol*. 1998 Jul–ug; 16 (4): 415–19.

- Porojnicu A, Robsahm TE, Berg JP, Moan J. Season of diagnosis is a predictor of cancer survival. Sun-induced vitamin D may be involved: a possible role of suninduced Vitamin D. *J Steroid Biochem Mol Biol*. 2007 Mar; 103 (3–): 675–78.

- Robsahm TE, Tretli S, Dahlback A, Moan J. Vitamin D3 from sunlight may improve the prognosis of breast-, colonand prostate cancer (Norway). *Cancer Causes Control*. 2004 Mar; 15 (2): 149–58.

- Zhou W, Suk R, Liu G, et al. Vitamin D is associated with improved survival in early-stage non-small cell lung cancer patients. *Cancer Epidemiol Biomarkers Prev*. 2005 Oct; 14 (10): 2303-9.

- Berwick M, Armstrong BK, Ben-Porat L, et al. Sun exposure and mortality from melanoma. *J Natl Cancer Inst*. 2005 Feb 2; 97 (3): 195–99.

- Holick MF. Vitamin D: importance in the prevention of cancers, type 1 diabetes, heart disease, and osteoporosis. *Am J Clin Nutr*. 2004 Mar; 79 (3): 362–71.

- Parry J, Sullivan E, Scott AC. Vitamin D sufficiency screening in preoperative pediatric orthopaedic patients. *J Pediatr Orthop*. 2011 Apr–ay; 31 (3): 331–33.

- Lee JH, Gadi R, Spertus JA, et al. Prevalence of vitamin D deficiency in patients with acute myocardial infarction. *Am J Cardiol*. 2011 Mar 23.

- Long AN, Ray MM, Nandikanti D, et al. Prevalence of 25-hydroxyvitamin D deficiency in an urban general internal medicine academic practice. *Tenn Med*. 2011 Jan; 104 (1): 45–6, 52.

- Gómez-Alonso C, Naves-Díaz ML, Fernández-Martín JL, et al. Vitamin D status and secondary hyperparathyroidism: the importance of 25-hydroxyvitamin D cut-off levels. *Kidney Int Suppl*. 2003 Jun; (85): S44–48.

- Rosen CJ. Vitamin D insufficiency. *N Engl J Med*. 2011 Jan 20; 364 (3): 248–54.

- Binkley N, Novotny R, Krueger D, et al. Low vitamin D status despite abundant sun exposure. *J Clin Endocrinol Metab*. 2007 Jun; 92 (6): 2130–35.

- Pramyothin P, Techasurungkul S, Lin J, et al. Vitamin D status and falls, frailty, and fractures among postmenopausal Japanese women living in Hawaii.

Osteoporos Int. 2009 Nov; 20 (11): 1955–62.

- Abrams SA. Vitamin D requirements in adolescents: what is the target? *Am J Clin Nutr*. 2011 Mar; 93 (3): 483–84.

- Shaw N. Vitamin D and bone health in children. *BMJ*. 2011 Jan 25; 342: d192. doi: 10.1136/bmj.d192.

- Schneider S, Kramer H. Who uses sunbeds? A systematic literature review of risk groups in developed countries. *J Eur Acad Dermatol Venereol*. 2010 Jun; 24 (6): 639–48.

- Tangpricha V, Turner A, Spina C, et al. Tanning is associated with optimal vitamin D status(serum 25-hydroxyvitamin D concentration) and higher bone mineral density. *Am J Clin Nutr*. 2004; 80: 1645–49.

- Treatment of vitamin D deficiency with UV light in patients with malabsorption syndromes: a case series. *Photodermatol Photoimmunol Photomed*. 2007 October; 23 (5): 179–85.

chapter 11

- Moyer MW. It' time to end the war on salt. *Sci Am*. 2011 July; 304 (7): 24.

- Fodor JG, Whitmore B, Leenen F, Larochelle P. Lifestyle modifications to prevent and control hypertension. 5. Recommendations on dietary salt. Canadian Hypertension Society, Canadian Coalition for High Blood Pressure Prevention and Control, Laboratory Centre for Disease Control at Health Canada, Heart and Stroke Foundation of Canada. *CMAJ*. 1999 May 4; 160 (9 Suppl): S29–34.

- Hooper L, Bartlett C, Davey Smith G, Ebrahim S. Advice to reduce dietary salt for prevention of cardiovascular disease. *Cochrane Database Syst Rev*. 2004; (1): CD003656.

- Cohen HW, Hailpern SM, Alderman MH. Sodium Intake and Mortality Follow-Up in the Third National Health and Nutrition Examination Survey (NHANES III). *Gen Intern Med*. 2008 Sep; 23 (9): 1297–1302.

- Adrogué HJ, Madias NE. Sodium and potassium in the pathogenesis of hypertension. *N Engl J Med*. 2007 May 10; 356 (19): 1966–78.

- Hollenberg NK, Martinez G, McCullough M, et al. Aging, acculturation, salt intake, and hypertension in the Kuna of Panama. *Hypertension*. 1997 Jan; 29 (1 Pt 2): 171–76.

- Craig WJ. Health effects of vegan diets. *Am J Clin Nutr*. 2009 May; 89 (5): 1627S–33S.

- Cohen HW, Hailpern SM, Alderman MH. Salt intake and cardiovascular mortality. *Am J Med*. 2007 Jan; 120 (1): e7.

- Stolarz-Skrzypek K, Kuznetsova T, Thijs L, et al. European Project on Genes in Hypertension (EPOGH) Investigators. Fatal and nonfatal outcomes, incidence of hypertension, and blood pressure changes in relation to urinary sodium excretion. *JAMA*. 2011 May 4; 305 (17): 1777–85.

- Taylor RS, Ashton KE, Moxham T, et al. Reduced dietary salt for the prevention of cardiovascular disease: a meta-analysis of randomized controlled trials (Cochrane review). *Am J Hypertens*. 2011 Aug; 24 (8): 843–3. doi: 10.1038/ajh.2011.115.

- Hooper L, Bartlett C, Davey Smith G, Ebrahim S. Systematic review of long term effects of advice to reduce dietary salt in adults. *BMJ*. 2002 Sep 21; 325 (7365): 628.

- L. Dahl. Salt intake and salt need. *N Engl J Med*. 1958 Jun 12; 258 (24): 1205–8.

설탕에 관한 내용

- Bolton-Smith C, Woodward M. Dietary composition and fat to sugar ratios in relation to obesity. *Int J Obes Relat Metab Disord*. 1994 Dec; 18 (12): 820–28.

- Janket SJ, Manson JE, Sesso H, et al. A prospective study of sugar intake and risk of type 2 diabetes in women. *Diabetes Care*. 2003 Apr; 26 (4): 1008–15.

- Kitagawa T. Increased incidence of non-insulin dependent diabetes mellitus among Japanese schoolchildren correlates with an increased intake of animal protein and fat. *Clin Pediatr (Phila)*. 1998 Feb; 37 (2): 111–15.

- Llanos G. Diabetes in the Americas. *Bull Pan Am Health Organ*. 1994 Dec; 28 (4): 285–301.

- Egede LE, Dagogo-Jack S. Epidemiology of type 2 diabetes: focus on ethnic minorities. *Med Clin North Am*. 2005 Sep; 89 (5): 949–75, viii.

- ADA recommends high carbohydrate intake: http://www.diabetes.org/diabetes-research/summaries/anderson-carbs.jsp

- Kiehm TG, Anderson JW, Ward K. Beneficial effects of a high carbohydrate, high fiber diet on hyperglycemic diabetic men. *Am J Clin Nutr*. 1976 Aug; 29 (8): 895–99.

- Jenkins DJ, Kendall CW, Marchie A, Jenkins AL, Augustin LS, Ludwig DS, Barnard ND, Anderson JW. Type 2 diabetes and the vegetarian diet. *Am J Clin Nutr*. 2003 Sep; 78 (3 Suppl): 610S–16S.

- Barnard ND, Cohen J, Jenkins DJ, et al. A low-fat vegan diet improves glycemic control and cardiovascular risk factors in a randomized clinical trial in individuals with type 2 diabetes. *Diabetes Care*. 2006 Aug; 29 (8): 1777–83.

- Poppitt SD, Keogh GF, Prentice AM, et al. Long-term effects of ad libitum low-fat, high-carbohydrate diets on body weight and serum lipids in overweight subjects with metabolic syndrome. *Am J Clin Nutr*. 2002 Jan; 75 (1): 11–20.

- Teff KL, Elliott SS, Tschop M, et al. Dietary fructose reduces circulating insulin and leptin, attenuates postprandial suppression of ghrelin, and increases triglycerides in women. *J Clin Endocrinol Metab*. 2004 Jun; 89 (6): 2963–72.

- Jequier E, Bray GA. Low-fat diets are preferred. *Am J Med*. 2002 Dec 30; 113 Suppl 9B: 41S–46S.

- Saris WH. Glycemic carbohydrate and body weight regulation. *Nutr Rev*. 2003 May; 61 (5 Pt 2): S10–16.

- Anderson GH, Woodend D. Effect of glycemic carbohydrates on short-term satiety and food intake. *Nutr Rev*. 2003 May; 61 (5 Pt 2): S17–26.

- Holt SH, Miller JC, Petocz P, Farmakalidis E. A satiety index of common foods. *Eur J Clin Nutr*. 1995 Sep; 49 (9): 675–90.

- Hawley JA. Effect of meal frequency and timing on physical performance. *Br J Nutr*. 1997 Apr; 77 Suppl 1: S91–103.

- Walton P. Glycaemic index and optimal performance. *Sports Med*. 1997 Mar; 23 (3): 164–72.

- Vidon C. Effects of isoenergetic high-carbohydrate compared with high-fat diets on human cholesterol synthesis and expression of key regulatory genes of cholesterol metabolism. *Am J Clin Nutr*. 2001 May; 73 (5): 878–84.

- Schaefer EJ. Body weight and low-density lipoprotein cholesterol changes after consumption of a low-fat ad libitum diet. *JAMA*. 1995 Nov 8; 274 (18): 1450–55.

- Schwarz JM, Linfoot P, Dare D, Aghajanian K. Hepatic de novo lipogenesis in normoinsulinemic and hyperinsulinemic subjects consuming high-fat, lowcarbohydrate and low-fat, high-carbohydrate isoenergetic diets. *Am J Clin Nutr*. 2003 Jan; 77 (1): 43–50.

- Welsh JA, Sharma A, Abramson JL, Vaccarino V, Gillespie C, Vos MB. Caloric sweetener consumption and dyslipidemia among US adults. *JAMA*. 2010 Apr 21; 303 (15): 1490–97.

- Reiser S, Hallfrisch J, Michaelis OE 4th, et al. Isocaloric exchange of dietary starch and sucrose in humans. I. Effects on levels of fasting blood lipids. *Am J Clin Nutr*. 1979 Aug; 32 (8): 1659–69.

- Hudgins CH. Human fatty acid synthesis is reduced after the substitution of dietary starch for sugar. *Am J Clin Nutr*. 1998 Apr; 67 (4): 631–39.

- Bantle JP, Raatz SK, Thomas W, Georgopoulos A. Effects of dietary fructose on plasma lipids in healthy subjects. *Am J Clin Nutr*. 2000 Nov; 72 (5): 1128–34.

- Zero DT. Sugars—the arch criminal? *Caries Res*. 2004 May–un; 38 (3): 277–85.

- Cox TM. The genetic consequences of our sweet tooth. *Nat Rev Genet*. 2002 Jun; 3 (6): 481–87.